100 preguntas y respuestas sobre el VIH y el sida

SEXTA EDICIÓN

Paul E. Sax, MD

Director clínico de la División de enfermedades infecciosas
Brigham and Women's Hospital
Profesor de Medicina
Harvard Medical School
Boston, MA

World Headquarters
Jones & Bartlett Learning
25 Mall Road
Burlington, MA 01803
978-443-5000
info@jblearning.com
www.jblearning.com

Los libros y productos de Jones & Bartlett Learning están disponibles en la mayoría de las librerías y vendedores de libros en línea. Para comunicarse directamente con Jones & Bartlett Learning, llame al 800-832-0034, envíe un fax al 978-443-8000 o visite nuestro sitio web, www.jblearning.com.

Hay descuentos importantes disponibles en grandes cantidades de publicaciones de Jones & Bartlett Learning para corporaciones, asociaciones de profesionales y otras organizaciones calificadas. Para obtener detalles e información específica sobre los descuentos, comuníquese con el departamento de ventas especiales de Jones & Bartlett Learning a través de la información de contacto mencionada o envíe un correo electrónico a specialsales@jblearning.com.

Copyright © 2025 por Jones & Bartlett Learning, LLC, una compañía de Ascend Learning

Todos los derechos reservados. Ninguna parte del material protegido por este derecho de autor puede reproducirse o utilizarse de ninguna forma, electrónica ni mecánica, incluidas las fotocopias, las grabaciones o cualquier sistema de recuperación y almacenamiento de información, sin el permiso por escrito del propietario de los derechos de autor.

El contenido, las declaraciones, los puntos de vista y las opiniones del presente son expresión exclusiva de los respectivos autores y no de Jones & Bartlett Learning, LLC. La referencia en este documento a cualquier producto, proceso o servicio comercial específico por nombre comercial, marca comercial, fabricante o de otro modo no constituye ni implica el respaldo o la recomendación de Jones & Bartlett Learning, LLC, y dicha referencia no se utilizará para fines de publicidad ni aprobación de productos. Todas las marcas comerciales que se muestran son marcas comerciales de las partes mencionadas en este documento. *100 preguntas y respuestas sobre el VIH y el sida, sexta edición* es una publicación independiente y no ha sido autorizada, patrocinada ni aprobada de ninguna otra forma por los propietarios de las marcas comerciales o marcas de servicio a las que se hace referencia en este producto.

Puede haber imágenes en este libro que presenten modelos; estos modelos no necesariamente respaldan, representan ni participan en las actividades representadas en las imágenes. Todas las capturas de pantalla de este producto tienen fines educativos y formativos únicamente. Las personas y los escenarios presentados en los estudios de casos de todo este producto pueden ser reales o ficticios, pero se utilizan únicamente con fines educativos.

Los autores, el editor y la editorial han hecho todo lo posible para proporcionar información precisa. Sin embargo, no son responsables de los errores, omisiones o cualquier resultado relacionado con el uso del contenido de este libro y no asumen ninguna responsabilidad por el uso de los productos y los procedimientos descritos. Es posible que los tratamientos y efectos secundarios descritos en este libro no se apliquen a todas las personas; asimismo, algunas personas pueden requerir una dosis o experimentar un efecto secundario que no se describe aquí. Se analizan los medicamentos y dispositivos médicos que pueden tener una disponibilidad limitada controlada por la Administración de Alimentos y Medicamentos (Food and Drug Administration, FDA) para el uso exclusivo en un estudio de investigación o en un ensayo clínico. La investigación, la práctica clínica y las regulaciones gubernamentales, a menudo, cambian el estándar aceptado en este campo. Cuando se considera el uso de cualquier medicamento en el entorno clínico, el proveedor de atención médica o el lector es responsable de determinar el estado del medicamento según la FDA, leer el prospecto y revisar la información de prescripción para obtener las recomendaciones más actualizadas sobre la dosis, las precauciones y las contraindicaciones, y determinar el uso adecuado del producto. Esto es especialmente importante en el caso de medicamentos nuevos o de uso poco frecuente.

Créditos de producción
Vicepresidenta de Gestión de productos: Marisa R. Urbano
Vicepresidenta de Estrategia e implementación de contenido: Christine Emerton
Director de Gestión de productos: Matthew Kane
Gerente de productos: Marc Bove
Directora de Gestión de contenidos: Donna Gridley
Estratega de contenido: Christina Freitas
Directora de Gestión de proyectos y servicios de contenido: Karen Scott
Gerenta de Gestión de programas: Kristen Rogers
Gerente de programas: Dan Stone
Especialista sénior en Proyectos digitales: Angela Dooley

Gerenta sénior de Mercadeo: Lindsay White
Gerenta de Cumplimiento de productos: Wendy Kilborn
Composición: S4Carlisle Publishing Services
Gestión de proyectos: S4Carlisle Publishing Services
Diseño de portada: Kristin E. Parker
Diseño de texto: Kristin E. Parker
Editor sénior de Desarrollo de medios: Troy Liston
Editor de Desarrollo de medios: Faith Brosnan
Especialista en Derechos: Maria Leon Maimone
Imagen de portada: © Rawpixel.com/Shutterstock
Impresión y encuadernación: Impresión CJK

ISBN: 978-1-284-29621-1

6048

Impreso en los Estados Unidos de América
27 26 25 24 23   10 9 8 7 6 5 4 3 2 1

Contenido

Prefacio *ix*

Introducción y prefacio a la sexta edición *xi*

Parte 1: *Ahora que lo sabe* 1

Las preguntas 1 a la 6 brindan información a las personas que acaban de recibir un diagnóstico de VIH.

1. ¿Cuál es mi pronóstico?
2. ¿Puedo hacer una vida normal? ¿Qué pasa con el sexo y las relaciones?
3. ¿Qué hago ahora?
4. ¿A quién debo decirle?
5. ¿Debería seguir trabajando?
6. ¡Pero no sé! ¿Debería hacerme la prueba?

Parte 2: *Conceptos básicos* 13

Las preguntas 7 a la 14 le informan lo que debe saber sobre el VIH, su sistema inmunitario y la enfermedad para comprender su afección, su proveedor de atención médica, sus opciones de tratamiento y cómo vivir con el VIH.

7. ¿Qué es el VIH?
8. ¿De dónde vino el VIH?
9. ¿Cómo lo enferma el VIH?
10. ¿Cuál es la diferencia entre el VIH y el sida?
11. ¿Cuáles son las etapas del VIH?
12. ¿Cómo se propaga el VIH?
13. ¿Cómo se puede prevenir el VIH? ¿Qué es la PrEP?
14. ¿Por qué no hay una cura?

Parte 3: *Diagnóstico* 31

Las preguntas 15 a la 17 están escritas para personas que no han sido diagnosticadas.

15. ¿Cómo se diagnostica el VIH?
16. ¿Cómo sé si he contraído el VIH recientemente?
17. ¿Qué sucede si todas mis pruebas son negativas, pero estoy seguro de que tengo VIH?

Parte 4: Atención médica — 37

Las preguntas 18 a la 21 brindan información sobre cómo buscar y pagar la atención médica.

18. ¿Cómo encuentro la atención médica adecuada?
19. ¿Cómo trato con mi proveedor de atención médica?
20. ¿Cuáles son las responsabilidades de mi proveedor y cuáles son las mías?
21. ¿Cómo pagaré la atención médica?

Parte 5: Inicio — 47

Las preguntas 22 a la 26 analizan los análisis y las vacunas que necesita.

22. ¿Qué significa mi recuento de CD4?
23. ¿Qué es una carga viral?
24. ¿Qué es una prueba de resistencia y cuándo debo hacerme una?
25. ¿Qué otras pruebas necesito?
26. ¿Qué vacunas necesito?

Parte 6: Tratamiento inicial — 59

Las preguntas 27 a la 34 analizan las cosas que debe saber antes de comenzar el tratamiento.

27. ¿Cómo funciona la terapia antirretroviral?
28. ¿Debo comenzar el tratamiento?
29. ¿Cuáles son las clases de medicamentos antirretrovirales y por qué son importantes?
30. ¿Cómo elegimos mi proveedor y yo mi primer tratamiento?
31. ¿Por qué es tan importante la adherencia?
32. ¿Qué pasa si tengo efectos secundarios?
33. ¿Cómo se debe monitorear mi tratamiento?
34. ¿Mis medicamentos contra el VIH pueden interactuar con otros medicamentos?

Parte 7: Mantenerse en terapia — 89

Las preguntas 35 a la 42 analizan temas importantes para las personas que están en terapia.

35. ¿Cuánto durará la terapia?
36. ¿Alguna vez se puede detener la terapia?
37. ¿Cómo sabré si mi terapia deja de funcionar?
38. ¿Qué sucede si mi virus se vuelve resistente a los medicamentos?
39. ¿Se están desarrollando nuevos medicamentos?
40. ¿Qué sucede si decido no tomar medicamentos?
41. ¿Debo implementar terapias complementarias o alternativas?
42. ¿Qué es la terapia inmunológica?

Parte 8: Efectos secundarios y toxicidad   *103*

Las preguntas 43 a la 52 analizan los efectos secundarios y la toxicidad de los medicamentos antirretrovirales.

43. ¿Cuáles son los efectos secundarios de los inhibidores de la proteasa?
44. ¿Cuáles son los efectos secundarios de los inhibidores no nucleósidos de la transcriptasa inversa (NNRTI)?
45. ¿Qué debo saber sobre los efectos secundarios de los análogos de nucleósidos?
46. ¿Qué puedo hacer con los cambios en la forma de mi cuerpo y el aumento de peso?
47. ¿Corro un mayor riesgo de sufrir una enfermedad cardíaca?
48. ¿Cómo puedo proteger el hígado?
49. ¿Debería preocuparme por los riñones?
50. ¿Existen riesgos para los huesos y las articulaciones?
51. ¿Pueden el VIH o la ART afectar mis hormonas?
52. ¿Puede la ART afectar mi sistema nervioso?

Parte 9: Infecciones oportunistas y otras complicaciones   *125*

Las preguntas 53 a la 63 brindan información sobre las complicaciones del VIH.

53. ¿Qué son las infecciones oportunistas?
54. ¿Qué es PCP?
55. ¿Qué es MAC (MAI)?
56. ¿Qué es toxo?
57. ¿Qué pasa con la meningitis criptocócica y otras infecciones fúngicas?
58. ¿Qué es CMV?
59. ¿Cómo puedo prevenir o tratar la tuberculosis?
60. ¿Cómo prevengo las infecciones oportunistas?
61. ¿El VIH puede causar cáncer?
62. ¿Qué es la reconstitución inmune?
63. ¿El VIH o la ART me harán envejecer más rápido?

Parte 10: Síntomas   *145*

Las preguntas 64 a la 73 analizan los síntomas comunes causados por el VIH y su tratamiento, y cómo lidiar con ellos.

64. ¿Qué le pasa a la boca?
65. ¿Por qué duele tragar?
66. ¿Qué puedo hacer con las náuseas y la diarrea?
67. ¿Qué hago con la tos o la dificultad para respirar?
68. ¿Qué pasa si tengo un resfriado o gripe?
69. ¿Por qué estoy perdiendo peso?
70. ¿Por qué estoy cansado?
71. ¿Puede el VIH afectar mi piel?

72. ¿Por qué tengo dolor de cabeza?
73. ¿Puede el VIH afectar mi sistema nervioso?

Parte 11: Problemas de la mujer, embarazo y niños   163

Las preguntas 74 a la 78 analizan el VIH en mujeres y niños y el tratamiento del VIH en mujeres embarazadas.

74. ¿En qué se diferencia el VIH para las mujeres?
75. ¿El VIH causa problemas ginecológicos?
76. ¿Qué pasa si quiero quedar embarazada?
77. ¿Cómo puedo engendrar un hijo con una mujer VIH negativo?
78. ¿Qué pasa si mi hijo tiene VIH?

Parte 12: Coinfección   173

Las preguntas 79 a la 81 analizan otras infecciones que a menudo acompañan al VIH.

79. ¿Qué sucede si también tengo hepatitis C?
80. ¿Qué sucede si también tengo hepatitis B?
81. ¿Cómo puedo prevenir el cáncer de cuello uterino y anal?

Parte 13: Salud mental y consumo de sustancias   181

Las preguntas 82 a la 84 analizan la depresión, el abuso de sustancias y otros problemas de salud mental.

82. ¿Cómo sé si estoy deprimido?
83. ¿Qué debo hacer si estoy deprimido?
84. ¿Cuáles son los riesgos de consumir drogas si tengo VIH?

Parte 14: Relaciones, sexualidad y prevención   189

Las preguntas 85 a la 89 analizan las relaciones, el sexo más seguro y las infecciones de transmisión sexual.

85. ¿Cómo y cuándo debo divulgar mi estado de VIH a mis parejas?
86. ¿Cómo tengo sexo seguro?
87. ¿Qué pasa si mi pareja es VIH negativo?
88. ¿Qué sucede si mi pareja y yo tenemos VIH?
89. ¿Qué debo saber sobre las infecciones de transmisión sexual?

Parte 15: Vivir con VIH   197

Las preguntas 90 a la 96 analizan consideraciones importantes sobre el estilo de vida para las personas que viven con VIH.

90. ¿Qué alimentos y agua son seguros?
91. ¿Debo tomar vitaminas o suplementos?

92. ¿Todavía puedo beber alcohol?
93. ¿Puedo viajar al extranjero?
94. ¿Puedo tener mascotas?
95. ¿Todavía puedo hacer ejercicio?
96. ¿Qué son las directivas anticipadas?

Parte 16: Preguntas para aquellos que todavía tienen preguntas   211

Las preguntas 97 a la 100 analizan algunas de los asuntos controvertidos que aún surgen con respecto al VIH.

97. ¿Qué pasa con la teoría de que el VIH no causa sida?
98. ¿No es cierto que las compañías farmacéuticas retienen la cura para ganar dinero?
99. ¿Cómo sabemos que el VIH no se creó en un laboratorio?
100. ¿Cuál es el estado de la epidemia mundial?

Apéndice   **219**
Glosario   **221**
Índice   **245**

Prefacio

Ahora, más de 40 años después de la epidemia del VIH, hay una gran cantidad de información disponible para pacientes y médicos sobre el VIH y el sida. Con miles de sitios web, libros de texto y panfletos, uno se preguntaría si se necesita otro libro sobre el VIH. Yo diría que ahora, más que nunca, debemos ayudar a nuestros pacientes a encontrar respuestas a todas sus preguntas sobre cómo prevenir y vivir con el VIH. Con tanta información, nunca hay suficiente tiempo para averiguar qué información es clara y confiable. *100 preguntas y respuestas sobre el VIH y el sida, sexta edición*, cumple con estas dos medidas. Es un gran recurso para las personas que viven con VIH, así como para sus amigos, familiares y proveedores de atención médica.

Judith Currier, MD
Profesora de Medicina
Jefa de la División de enfermedades infecciosas
Codirectora del Centro UCLA para
la investigación y educación clínica sobre el sida
David Geffen School of Medicine en
Universidad de California, Los Ángeles

SEXTA EDICIÓN

Introducción y prefacio a la sexta edición

Mi motivación para convertirme en un especialista en VIH comenzó durante mi pasantía médica en 1987. El VIH se estaba convirtiendo rápidamente en la principal causa de muerte entre los adultos jóvenes en los Estados Unidos. Había una gran necesidad clínica y un terrible estigma continuo, tanto para las personas con VIH como para sus médicos. A pesar de estos desafíos, las personas a las que atendimos demostraron una esperanza extraordinaria, un coraje notable y, quizás lo más sorprendente, debido a nuestros tratamientos limitados, una gratitud maravillosa con sus proveedores de atención.

Afortunadamente, el tratamiento del VIH dio un gran paso adelante a mediados de la década de 1990, cuando la terapia antirretroviral (antiretroviral therapy, ART) combinada se convirtió rápidamente en el estándar de atención. Como se señaló en el primer capítulo de este libro, una persona con VIH en tratamiento puede tener una expectativa de vida tan extensa como alguien que no tiene VIH. ¡Este es verdaderamente uno de los avances más extraordinarios en la historia de la medicina!

Los orígenes de este libro deben acreditarse al Dr. Joel Gallant, quien escribió la primera edición y la actualizó durante años. Un buen amigo mío, Joel, también es un maestro brillante y un escritor talentoso. Como resultado, cuando algunos años atrás alguien me contactó para que me encargara de las revisiones, lo hice con cierta inquietud: ¿cómo podría mejorar la perfección?

Pero asumí la tarea, principalmente actualizando la información médica y editando terminología obsoleta. Por lo demás, me he tomado la libertad (con el permiso de Joel) de conservar gran parte de la estructura original y algo del contenido. Proporcioné las actualizaciones necesarias, agregué mis propias anécdotas personales y periódicamente introduje mi voz (y chistes). Pero esta sigue siendo la creación de Joel, y le agradezco la oportunidad de contribuir a ella.

Paul E. Sax, MD

PARTE UNO

Ahora que lo sabe

¿Cuál es mi pronóstico?

¿Puedo hacer una vida normal?

¿Qué pasa con el sexo y las relaciones?

¿A quién debo decirle?

Más . . .

> **Terapia antirretroviral (ART)**
> Terapia farmacológica que detiene la replicación del VIH y mejora la función del sistema inmunitario.
>
> **Virus**
> Organismo microscópico compuesto de material genético (ADN o ARN) dentro de una cubierta proteica.
>
> **Terapia antirretroviral de gran actividad (HAART)**
> Terapia antirretroviral destinada a suprimir la carga viral a niveles indetectables; usa una combinación de varios medicamentos para prevenir la resistencia. Debido a que todo el tratamiento del VIH ha sido una terapia combinada durante casi tres décadas, ahora solo nos referimos a ella como terapia antirretroviral (ART).
>
> **Terapia antirretroviral combinada (cART)**
> Otro término para la ART, que a veces todavía se usa en trabajos de investigación.

1. ¿Cuál es mi pronóstico?

"Pronóstico" es el término médico para la forma en que nosotros, los médicos y otros profesionales clínicos, esperamos que resulte una enfermedad. ¡Y la buena noticia es que su pronóstico es excelente! El VIH ya no es una enfermedad progresiva y fatal, esos era en los viejos malos tiempos. El recuerdo de esos tiempos horribles, junto con el estigma que aún rodea al VIH, puede hacerle creer que tener VIH es mucho más difícil de lo que debería ser. Con el tratamiento adecuado, el VIH es una enfermedad controlable. Si no tuviera tanto bagaje emocional, social e histórico, las personas reaccionarían ante el diagnóstico de la misma manera que lo harían si supieran que tienen hipertensión arterial, diabetes o artritis. Por supuesto, estos no son ejemplos perfectos porque no puede transmitir estos problemas a otros, pero comparten con el VIH el hecho de que son afecciones de por vida que requieren un tratamiento continuo. Por otro lado, el tratamiento para el VIH es mucho más fácil y más efectivo que el tratamiento de cualquiera de estas enfermedades.

La **terapia antirretroviral (antiretroviral therapy, ART)** es el término que usamos para describir los medicamentos que impiden que el **virus** se replique (multiplique o reproduzca). Cuando me refiero a "terapia" en este libro, me estoy refiriendo a la ART. Otros términos que a veces escuchará son **terapia antirretroviral de gran actividad (highly active antiretroviral therapy, HAART)**, **terapia antirretroviral combinada** (combination antiretroviral therapy, **cART**) y **cóctel**, términos acuñados para distinguir la terapia combinada del tratamiento menos efectivo que usábamos en los años 80 y principios de los 90. Alerta de manía personal: no me gustan los términos "HAART" y "cóctel", son muy anticuados. (Y si vas a tomar un "cóctel", ¿por qué no tomar uno de verdad? Siempre que, por supuesto, sea con moderación). La conclusión es que dado que *todo* el tratamiento del VIH ahora es HAART y cART, y lo ha sido durante casi tres décadas, es más fácil y más preciso simplemente usar el término "ART".

Al detener la **replicación** del VIH, la ART protege el **sistema inmunitario**, el sistema del cuerpo que combate las infecciones y el cáncer, evita que se dañe y permite que se recupere. El desarrollo de la ART está a la altura del descubrimiento de antibióticos y vacunas como uno de los mayores logros médicos de todos los tiempos, ¡y el tratamiento sigue mejorando!

La ART ha cambiado por completo la perspectiva para las personas con VIH. No hay límite de tiempo para los beneficios de la terapia una vez que comienza. Si toma sus medicamentos religiosamente, puede mantener el VIH bajo control de por vida, una *larga* vida, y deberá cambiar la terapia solo por los efectos secundarios o porque aparecen mejores medicamentos.

Si acaba de recibir un diagnóstico, planifique quedarse por mucho tiempo, vivir lo suficiente como para morir de vejez. No hay necesidad de cambiar sus planes de vida por su diagnóstico.

Si comienza la ART temprano y la toma con regularidad, es probable que tenga un período de vida normal y muera de vejez. Si bien aún no podemos prometer que la calidad de su vida será exactamente la misma que hubiera sido sin VIH, me siento seguro al decirles a mis pacientes que podemos eliminar la posibilidad de que alguna vez morirán de SIDA. Este mensaje se aplica especialmente a las personas que comienzan la terapia

Cóctel

Un término antiguo para un tratamiento antirretroviral (una combinación de medicamentos antirretrovirales). ¡Dejemos de usar este término!

Replicación

La reproducción o multiplicación de un organismo, incluido el VIH. La replicación del VIH es un proceso complejo de varios pasos que involucra la infección de una célula humana y el uso de enzimas virales y maquinaria celular humana para crear nuevas partículas del virus, que luego se liberan y pueden infectar células nuevas.

Sistema inmunitario

El sistema del cuerpo que combate las infecciones y nos protege de algunos tipos de cáncer.

relativamente pronto después de contraer el VIH y a aquellas que nunca han tenido un sistema inmunitario debilitado por el VIH.

2. ¿Puedo hacer una vida normal? ¿Qué pasa con el sexo y las relaciones?

Si comienza la ART temprano y la toma con regularidad, es probable que tenga un período de vida normal y muera de vejez.

Puede tener una vida normal, pero requiere algunos compromisos. En comparación con alguien sin afecciones médicas crónicas, tendrá más visitas médicas y tomará medicamentos. Sin embargo, el tratamiento para el VIH ahora es simple. La mayoría de mis pacientes ahora toman solo una pastilla una vez al día y me ven durante 30 minutos cada seis meses; algunos son tan responsables que se controlan anualmente. Están ocupados con el trabajo, la escuela o la familia; viajan, se mantienen físicamente activos y mantienen relaciones.

Los ajustes más grandes son, a menudo, los que tienen que ver con sus relaciones con los demás. Es posible que los amigos y familiares deban informarse antes de que puedan tratarlo como lo hacían antes. Las relaciones sexuales presentan un desafío especial. Las parejas actuales, si son negativas, tendrán que enfrentarse a su propio miedo a la infección, un miedo que no todas las relaciones sobreviven. Entrar en nuevas relaciones implica los temas complejos de **la divulgación** y el miedo al rechazo o la pérdida de confianza (Pregunta 4).

Divulgación
El proceso de revelar su estado de VIH a otros.

Puede ser difícil de creer ahora, pero, con el tiempo, el VIH no será lo más importante en su lista de preocupaciones diarias, y tendrá poco impacto en la vida que lleva y las decisiones que toma. Llegar a ese punto requiere tiempo, apoyo y, a veces, asesoramiento. Puede que se sienta abrumado ahora, pero siga así... *¡se pone mejor!*

La mayoría de mis pacientes dicen que rara vez piensan en el hecho de que tienen VIH. Tomar sus medicamentos es una rutina que apenas notan, como cepillarse los dientes todos los días, solo que generalmente deben tomar sus medicamentos una vez al día y cepillarse los dientes dos veces.

3. ¿Qué hago ahora?

Inmediatamente después del diagnóstico, hay algunas cosas importantes que debe hacer lo más pronto posible. Mantenerse ocupado con actividades constructivas puede ayudarlo a sobrellevar su nuevo diagnóstico.

- Avise a sus contactos: Cualquier persona con la que haya tenido relaciones sexuales debe ser notificada para que pueda hacerse la prueba (Preguntas 4 y 85).
- Busque un proveedor de atención médica con experiencia en VIH. La pregunta 18 analiza cómo buscar un proveedor que tenga experiencia en el tratamiento del VIH.
- Hágase algunos análisis. Las pruebas más importantes son el **recuento de CD4** (o el **recuento de células de CD4**, a veces se denomina "recuento de células T auxiliares"), **la carga viral (ARN del VIH en plasma)** y una **prueba de resistencia**, que se analiza en la Parte 5.
- Infórmese. Leer este libro es un buen comienzo, pero no se detenga aquí. Encontrará más fuentes de información en el Apéndice. Hay *mucha* información disponible gratis en línea. Lo guiaré a algunos de los mejores sitios.
- Piense en el dinero. ¿Cómo va a pagar la atención? ¿Tiene seguro? ¿Qué cubre? ¿Califica para algún

> **Recuento de CD4 (o recuento de células CD4)**
>
> Análisis que mide la cantidad de células CD4 en la sangre (expresado como cantidad de células por milímetro cúbico). A veces se lo conoce como "recuento de células T auxiliares"; ambos términos significan lo mismo. El recuento de CD4 es la medida más importante de la fortaleza de su sistema inmunitario, con números más altos que muestren un sistema inmunitario más fuerte y saludable. Un recuento normal es aproximadamente más de 600; la mayoría de las personas no tienen complicaciones por el VIH hasta que las CD4 son menos de 200. El recuento de células CD4 también le indica qué tan urgente es para usted comenzar el tratamiento. Aunque todos se benefician de la terapia, independientemente del recuento de células CD4, comenzar el tratamiento para prevenir las complicaciones relacionadas con el VIH debe ser su máxima prioridad si su recuento es muy bajo (menos de 200).

beneficio por tener VIH? Si no está seguro, hable con un asistente social o administrador de casos (Pregunta 21).

- Reciba apoyo. Busque a las personas de su vida con las que pueda hablar sobre el VIH y cuénteles. Si no hay ninguna, busque un buen consejero, terapeuta o grupo de apoyo. ¡No pase por esto solo (Pregunta 4)!

4. ¿A quién debo decirle?

Decirle a la gente que tiene VIH es un gran paso, especialmente cuando acaba de enterarse que es positivo. A algunas personas se les debe decir de inmediato, pero con otras tiene tiempo para pensarlo. Recuerde: ¡no hay prisa!

Es importante que se lo diga a sus parejas sexuales o a las personas con las que ha compartido agujas, porque podrían haberle transmitido el VIH o al revés. Necesitan averiguarlo para poder hacerse la prueba, para su propio beneficio y para proteger a los demás. Su proveedor, consejero o administrador de casos también puede ayudarlo a informar a sus parejas. Si esas personas no parecen buenas opciones, los departamentos de salud estatales pueden notificar a sus contactos y recomendarles que se hagan la prueba sin revelar su nombre.

Piense en contarle a un amigo o familiar en quien confíe para recibir apoyo emocional. Es fundamental contar con un sistema de apoyo sólido. Piense en las personas importantes en su vida. ¿Estarán ahí para usted? ¿Respetarán su confidencialidad? Si es así, considere contarles. Pero esto es importante: los miembros de la familia no deben saberlo solo porque son familiares. Lo mismo ocurre con los amigos. Usted no representa ningún riesgo para ellos, y puede vivir más tiempo que ellos de todos modos. Debe decirles si esto lo hará sentir mejor, especialmente si serán parte de su red de apoyo.

Si no se siente cómodo contándoselo a sus amigos o familiares, debe pensar en alguien más. Pregunte sobre grupos de apoyo, consejeros, pares de apoyo o terapeutas en su comunidad. Si bien las fuentes en línea y las redes sociales pueden ser pésimas fuentes de información médica confiable, pueden ser lugares útiles para compartir sus experiencias con otras personas con VIH en un entorno anónimo.

También debe informarles a sus proveedores de atención médica, incluidos médicos, dentistas, consejeros y terapeutas. Deben saber su estado de VIH para poder atenderlo adecuadamente. Si tiene un proveedor que cree que no puede contarle, entonces probablemente sea el momento de cambiar de proveedores.

No debe decírselo a su jefe, sus compañeros de trabajo, su plomero ni al hombre que está sentado a su lado en el autobús.

5. *¿Debería seguir trabajando?*

¡Sí! La mayoría de las personas con VIH siguen trabajando. Tiene una larga vida por delante y necesitará el dinero y el seguro, sin mencionar la oportunidad de seguir siendo productivo y seguir teniendo un propósito.

Si está enfermo ahora, con un recuento bajo de células CD4 o una complicación del VIH, puede ser necesario tomarse un descanso del trabajo y concentrarse en su

Carga viral (o ARN del VIH en plasma)
Un análisis que mide la cantidad de VIH en el plasma (sangre), expresada como "copias por milímetro". La carga viral predice qué tan rápido bajará su recuento de células CD4, con una disminución más rápida observada con cargas virales más altas. Es la prueba más importante para medir la eficacia de la ART y evaluar la probabilidad de que transmita el virus a otra persona a través del contacto sexual.

Prueba de resistencia
Un análisis de sangre que busca VIH resistente a los medicamentos antirretrovirales. La prueba que se indica con más frecuencia se llama "genotipo", lo que significa que el laboratorio analiza los componentes genéticos del VIH para ver si es resistente.

Seguro por discapacidad del Seguro Social (SSDI)

Un beneficio mensual del Seguro Social para personas con discapacidad que han trabajado en el pasado y han pagado una cantidad mínima de impuestos del Seguro Social.

Seguridad de ingreso suplementario (SSI)

Un programa federal de asistencia en efectivo diseñado para ayudar a los ancianos, ciegos y personas con discapacidad que tienen pocos ingresos, o ninguno, a pagar sus necesidades básicas.

Ley de Licencia Médica Familiar (FMLA)

Una ley federal que permite a las personas ausentarse del trabajo sin temer que las despidan o pierdan beneficios para tratar sus propios problemas médicos graves o crónicos o los de sus familiares. Las personas que necesiten esta protección deben presentar los documentos con anticipación a sus empleadores.

salud. Recuperar la salud debe ser su prioridad principal. Sin embargo, su discapacidad debe ser temporal, se mejorará mucho una vez que comience el tratamiento. En raras ocasiones, el VIH a veces puede conducir a una discapacidad permanente a pesar del tratamiento, especialmente en personas con una enfermedad avanzada o en aquellas que desarrollan complicaciones graves con consecuencias duraderas. Si siente que no puede trabajar, hable con su proveedor, un asistente social o un administrador de casos. Puede calificar para pagos por discapacidad temporal o permanente a través de su empleador, un seguro de discapacidad privado, **Seguro por discapacidad del Seguro Social (Social Security Disability Insurance, SSDI)** o una **Seguridad de ingreso suplementario (Supplemental Security Income, SSI)**. Si tiene la intención de seguir trabajando, pero espera ausentarse con frecuencia debido a una enfermedad, visitas médicas o problemas de salud, considere solicitar beneficios conforme a la **Ley de Licencia Médica Familiar (Family Medical Leave Act, FMLA)**, que protegerá su trabajo durante esas ausencias. La información sobre la FMLA está disponible en línea o a través del departamento de Recursos Humanos de su empleador.

Si alguna vez estuvo enfermo de VIH y ahora está bien, es posible que esté recibiendo pagos por discapacidad permanente debido a las complicaciones que ocurrieron hace años. Tiene dos opciones: puede continuar recibiendo pagos por discapacidad o renunciar a ellos y volver a trabajar.

Esta puede ser una decisión difícil. Es difícil volver a trabajar después de no hacer durante años, explicarle los intervalos largos en su historial de empleo a un posible empleador, renunciar a un ingreso estable y renunciar a otros beneficios que a menudo conlleva tener una discapacidad, incluso Medicare. Por otro lado, la discapacidad no está garantizada de por vida. Las solicitudes deben renovarse con frecuencia y, a menos que sus registros médicos indiquen que *actualmente* está discapacitado, los controles podrían detenerse. Es posible que su médico no se sienta cómodo poniendo en un formulario que está discapacitado si ha recuperado su salud.

Si cree que puede volver a trabajar después de un período de discapacidad, existen programas de transición federales y estatales que ofrecen programas y beneficios de regreso al trabajo. Si está luchando con esta decisión, hable con su proveedor, asistente social o administrador de casos.

6. ¡Pero no sé! ¿Debería hacerme la prueba?

Esta es la pregunta más fácil del libro: ¡SÍ! La prueba del VIH se recomienda para *todos* los adultos y adolescentes, lo que significa que *todos* deben conocer su estado de VIH. (Puede ignorar esta recomendación si nunca ha tenido relaciones sexuales ni ha compartido agujas).

En general, estaríamos mucho mejor si dejáramos de preocuparnos por los "factores de riesgo" y simplemente le hiciéramos la prueba a todos, eso es lo que recomendaron los Centros para el Control de Enfermedades (Centers for Disease Control, CDC) en 2006. Tenemos una prueba simple, económica y altamente precisa para una enfermedad que se transmite de persona a persona, es altamente tratable y es fatal si no se trata. Es trágico que todavía aproximadamente uno de siete

Ahora se recomienda la prueba del VIH de rutina para todos los adultos y adolescentes, lo que significa que todos deben conocer su estado de VIH.

estadounidenses con VIH no sabe que lo tiene, lo que causa muertes, enfermedades y la transmisión del virus a otras personas de manera innecesaria.

Las personas, a menudo, se hacen la prueba porque temen haber contraído el VIH a partir de una exposición específica, entonces con frecuencia se obsesionan con el "período de ventana": el tiempo entre la infección y un resultado positivo de la prueba. Con las pruebas de VIH más antiguas, la mayoría de las personas obtuvieron resultados positivos dentro de las dos a ocho semanas, y entre el 97 % y el 99.7 % dieron positivo dentro de los tres meses. Las pruebas más nuevas (**pruebas de VIH de cuarta generación**), que miden el antígeno y el anticuerpo del VIH, detectan el VIH antes. El 95 % de las personas recientemente infectadas tendrán resultados positivos entra la primera u octava semana (Pregunta 15).

Si es sexualmente activo, y especialmente si tiene relaciones sexuales sin protección, tiene más sentido hacerse la prueba cada seis o 12 meses en lugar de tratar de programar la prueba en función de la exposición, lo que puede alterarlo (y a su proveedor médico también).

Por lo tanto, todos deberían hacerse la prueba al menos una vez: eso es fácil. Hay ciertas afecciones para las cuales se recomienda *especialmente* la prueba: las personas que han tenido una **infección de transmisión sexual (sexually transmitted infection, STI), hepatitis B, hepatitis C, tuberculosis (TB), culebrilla (herpes zóster)** o problemas que podrían ser causados por el

---

Pruebas de VIH de cuarta generación
Pruebas de VIH que detectan el antígeno y el anticuerpo, lo que les permite detectar el VIH poco después de la infección en comparación con las pruebas únicamente de anticuerpos anteriores.

Infección de transmisión sexual (STI)
Infección transmitida de persona a persona a través de la actividad sexual. También se llaman enfermedades de transmisión sexual (sexually transmitted disease, STD).

Hepatitis B
Una infección viral aguda o crónica del hígado causada por el virus de la hepatitis B (hepatitis B virus, HBV).

Hepatitis C
Una infección viral aguda o crónica del hígado causada por el virus de la hepatitis C (hepatitis C virus, HCV).

VIH, como pérdida de peso o diarrea crónica. La prueba del VIH se debe realizar en cualquier persona con linfoma o **trombocitopenia** idiopática (recuento bajo de plaquetas), anemia (recuento bajo de glóbulos rojos) o **leucopenia** (recuento bajo de glóbulos blancos). Todas las mujeres embarazadas deben hacerse la prueba porque el tratamiento previene la transmisión a sus bebés.

Tuberculosis (TB)
Una enfermedad bacteriana causada por la *Mycobacterium tuberculosis*. A menudo, la tuberculosis suele causar una enfermedad pulmonar, pero puede afectar cualquier parte del cuerpo.

Culebrilla (o herpes zóster)
Un sarpullido doloroso y con ampollas; por lo general, se presenta como una banda lineal en un lado del cuerpo, causado por la reactivación del virus de la varicela (virus de la varicela-zóster [varicella-zoster virus, VZV]).

Trombocitopenia
Un trastorno en el que hay una cantidad anormalmente baja de plaquetas en la sangre.

Leucopenia
Una disminución en la cantidad de glóbulos blancos que se encuentran en la sangre. Terapia antirretroviral (ART)

PARTE DOS

Conceptos básicos

¿Cuál es la diferencia entre el VIH y el sida?

¿Cómo se propaga el VIH?

¿Cómo se puede prevenir el VIH? ¿Qué es la PrEP?

Más . . .

CONCEPTOS BÁSICOS

7. ¿Qué es el VIH?

VIH significa "**v**irus de la **i**nmunodeficiencia **h**umana", el virus que causa el **sida** (**s**índrome de **i**nmuno**d**eficiencia **a**dquirida). La diferencia entre el VIH y el sida se analiza en la Pregunta 10. El VIH se transmite de persona a persona a través del contacto sexual, la exposición a la sangre, el parto y la lactancia (Pregunta 12).

Es hora de tomar un breve desvío hacia la ciencia básica del **ciclo de vida** del VIH; prometo que será breve. Para obtener aún más información, vea la Pregunta 29 y consulte la **Figura 1** porque una imagen hará que esto sea más fácil de entender.

El VIH es un **retrovirus**, un virus que contiene **enzimas** (proteínas) que pueden convertir el **ARN**, su material genético, en ADN. Se llama retrovirus porque es lo contrario a la mayoría de los virus, en los que el ADN se convierte a través del proceso de **transcripción** en ARN. Después de la infección, el ARN del VIH se convierte en ADN mediante la enzima **transcriptasa inversa** (reverse transcriptase, RT), una enzima que viene con el virus. Ese ADN viral luego se inserta en el ADN de las células humanas. Posteriormente, el ADN viral se puede convertir en proteínas virales, que forman nuevos virus que infectan células nuevas. Desafortunadamente, el virus también puede permanecer latente en células de larga vida (**reservorios**), como **las células CD4 en reposo** o las células cerebrales, donde no puede ser alcanzado por los medicamentos antirretrovirales. La capacidad del VIH para permanecer latente es lo que le permite persistir de por vida, incluso con un tratamiento eficaz. Es lo que nos ha impedido encontrar una cura hasta el momento (Pregunta 14).

VIH
Virus de la inmunodeficiencia humana, el virus que causa la infección por VIH y el sida.

Sida
Síndrome de inmunodeficiencia adquirida, una etapa más avanzada del VIH definida por tener un recuento de CD4 inferior a 200 o una de las afecciones indicadoras de sida (consulte la Tabla 1).

Ciclo vital
En la infección por VIH, las etapas por las que pasa el virus, comenzando con su ingreso en las células humanas y terminando con su replicación y la liberación de las nuevas partículas de virus en la sangre.

Retrovirus
Un virus que contiene ARN y que puede convertir el ARN en ADN a través de la transcripción inversa con enzimas virales. El VIH es un retrovirus.

CONCEPTOS BÁSICOS

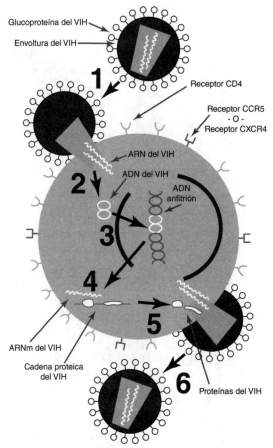

Figura 1 El ciclo de vida del VIH

Cuando no se trata, el VIH causa un daño progresivo al sistema inmunitario y casi siempre es fatal. No hay posibilidades inmediatas de una cura ni de una **vacuna** preventiva **(vacunación)**. Afortunadamente, el tratamiento actual es muy eficaz, y las muertes por la enfermedad del VIH ahora se pueden prevenir principalmente en los países donde la terapia está disponible y es asequible. Además, la muerte por VIH es *completamente* evitable si se inicia el tratamiento antes de que el sistema inmunitario se debilite Tengo mucha confianza en contarles a las personas con VIH esa información placentera.

Enzimas

Proteínas que realizan una función biológica. Los ejemplos de enzimas transportadas por el VIH incluyen la transcriptasa inversa, la integrasa y la proteasa. Cada una juega un papel para permitir que el virus se reproduzca, y cada una es un objetivo para la terapia antirretroviral.

ARN

Ácido ribonucleico, el material genético del virus del VIH. El ARN viral se convierte en ADN mediante la transcriptasa inversa, y el ADN viral luego se inserta en el ADN de las células humanas. Posteriormente, el ADN se vuelve a transcribir en ARN, que a su vez se convierte en las proteínas que se utilizan para crear nuevas partículas de virus.

Transcripción

El proceso de convertir el ADN en ARN.

15

El ciclo de vida del VIH

Transcriptasa inversa (RT)
Una enzima contenida en el virus del VIH que convierte el ARN viral en ADN para que pueda insertarse en el ADN de las células humanas. Un inhibidor de la transcriptasa inversa bloquea este proceso.

Reservorio
Células humanas de larga vida que pueden ser infectadas por el VIH, lo que le permite persistir (permanecer latente) durante toda la vida de la persona, incluso si está en terapia antirretroviral con una carga viral "indetectable". Las células CD4 en reposo son el ejemplo más conocido, pero existen otros reservorios en el cuerpo humano.

1. **Vinculante:** El VIH comienza su ciclo de vida cuando se une a un receptor CD4 y luego se vincula a uno de los dos correceptores (CCR5 o CXCR4) en la superficie de la célula CD4.
2. **Fusión:** La envoltura (recubrimiento) del virus luego se fusiona con la célula CD4. Después de la fusión, el virus inserta su ARN (material genético) en la célula anfitriona.
3. **Transcripción inversa:** Una enzima (proteína) del VIH llamada "transcriptasa inversa" convierte el ARN del virus en ADN del VIH.
4. **Integración:** El ADN del VIH recién formado ingresa al núcleo de la célula CD4, donde una enzima del VIH llamada "integrasa" lo inserta en el ADN humano de la célula CD4. El ADN del virus puede permanecer oculto durante muchos años en las células CD4 en reposo, o puede usarse para crear nuevos virus en las células CD4 activadas.
5. **Replicación:** El VIH utiliza la maquinaria de las células CD4 para producir largas cadenas de proteínas del VIH. Las proteínas del VIH son los componentes básicos para más VIH.
6. **Asamblea:** Una enzima del VIH llamada "proteasa" corta largas cadenas de proteínas del VIH en proteínas individuales más pequeñas. Las nuevas partículas de virus se ensamblan a partir de las proteínas más pequeñas del VIH y las copias del ARN del VIH.
7. **Gemación:** Los brotes de virus recién ensamblados se desprenden de la célula CD4. Las nuevas copias del VIH ahora son libres para infectar otras células.

Datos de la Oficina de investigación del sida de los Institutos Nacionales de Salud (National Institutes of Health Office of AIDS Research). The HIV life cycle. Consultado el 13 de enero de 2023. https://hivinfo.nih.gov/understanding-hiv/fact-sheets/hiv-life-cycle

8. ¿De dónde vino el VIH?

La investigación ahora muestra que el **VIH-1***, ás común de VIH en todo el mundo, infectó por primera vez a los humanos en el África subsahariana en algún momento de la primera mitad del siglo XX. Se transmitía de los chimpancés cuando las personas entraban en contacto con su sangre a través de la caza o la matanza. El VIH probablemente permaneció confinado a África durante muchas décadas, en parte porque los viajes dentro y desde África eran poco comunes en ese entonces. Tenemos pruebas certeras del VIH humano en África que datan de 1959.

Con el tiempo, el virus se propagó más allá de África y probablemente ingresó a los Estados Unidos a mediados o a fines de la década de 1970. Entre 1979 y 1981, se comenzaron a observar casos inusuales de infecciones y cánceres raros en hombres homosexuales y bisexuales, y se dice que la **epidemia** del sida comenzó cuando estos informes aparecieron por primera vez en las revistas médicas en 1981, lo que deja en claro que había una epidemia emergente. En retrospectiva, muchos médicos recuerdan haber visto personas con la enfermedad del VIH antes de 1981, especialmente en ciudades con un gran número de casos, como la ciudad de Nueva York, Los Ángeles y San Francisco. Una persona ingresó en mi hospital en 1980 con lo que sin duda era la enfermedad del VIH, pero la enfermedad y el virus aún no se conocían en ese momento. El VIH se descubrió en 1983, lo que condujo a un análisis de sangre preciso y, finalmente, al tratamiento.

La enfermedad se informó originalmente en hombres homosexuales y bisexuales, pero los "grupos de riesgo"

**es un virus que está relacionado, pero menos común, que se encuentra casi exclusivamente en África Occidental. Los análisis de sangre estándares detectarán ambos virus.*

Células CD4 en reposo
Las células CD4 viven mucho tiempo y pueden albergar el ADN del VIH, que no puede ser afectado por la ART porque la célula no se replica y, por lo tanto, son un reservorio importante del VIH latente.

Vacuna (vacunación)
Sustancia que se administra, generalmente por inyección, pero a veces por vía oral o aerosol nasal, para estimular el sistema inmunitario a fin de que produzca anticuerpos contra un patógeno bacteriano o viral.

VIH-1
La forma más común de VIH en todo el mundo.

Epidemia
La aparición de nuevos casos de enfermedad (especialmente una enfermedad infecciosa) en una población humana a un ritmo más alto de lo esperado.

CONCEPTOS BÁSICOS

Célula CD4 (o linfocito CD4 o célula T auxiliar)
Un tipo de linfocito (un tipo de glóbulo blanco) que puede ser infectado por el VIH. Las células CD4 combaten ciertas infecciones y cánceres. La cantidad de células CD4 (recuento de CD4) disminuye con el VIH no tratado, lo que provoca el debilitamiento del sistema inmunitario, también llamado inmunosupresión.

Glóbulos blancos (WBC)
Tipo de glóbulo que ayuda a combatir las infecciones. Las células CD4 son un tipo de linfocito, que es un tipo de glóbulo blanco.

Activación inmune
Una estimulación general del sistema inmunitario que puede ser causada por una variedad de infecciones, incluido el VIH. En el caso del VIH, contribuye a la disminución del recuento de CD4 que se produce con el tiempo.

se ampliaron más tarde para incluir a personas que se inyectan drogas y que tenían hemofilia. Con el tiempo, quedó claro que los "comportamientos de riesgo" eran más importantes que los "grupos de riesgo". Las personas pueden contraer el VIH a través de relaciones sexuales sin protección, exposición a sangre infectada, parto o lactancia. Se estima que más de 38 millones de niños y adultos tenían VIH en todo el mundo desde 2021.

9. ¿Cómo lo enferma el VIH?

El VIH provoca la enfermedad principalmente al dañar el sistema inmunitario, que nos protege de contraer infecciones y cánceres. El objetivo más importante del VIH es la **célula CD4** (también conocida como **linfocito CD4** o **célula T auxiliar**). La célula CD4 es un tipo de **glóbulo blanco (white blood cell, WBC)** responsable de controlar o prevenir infecciones con muchos virus, bacterias, hongos y parásitos comunes, así como algunos tipos de cáncer. El VIH conduce a la destrucción de las células CD4. Con el tiempo, la cantidad de células CD4 (el recuento de CD4) disminuye. Aunque puede tomar muchos años, el recuento de CD4 con el tiempo llega a ser tan bajo que no hay suficientes células para combatir ciertas infecciones o cánceres, lo que da lugar a complicaciones. La velocidad a la que el recuento de CD4 baja varía de una persona a otra y depende de varios factores, incluidas las características genéticas, las características de la cepa viral y la cantidad de virus en la sangre (carga viral).

Hay varias razones por las que desciende el recuento de células CD4. El virus infecta directamente algunas células CD4, lo que conduce a su disminución. Más importante aún, el VIH provoca una **activación inmunitaria** crónica (estimulación del sistema inmunitario), que puede ser responsable de la disminución de la cantidad de células CD4. La inflamación crónica también puede aumentar el riesgo a largo plazo de ciertas afecciones médicas, como una cardiopatía coronaria, cánceres u otras afecciones que se vuelven más comunes a medida que envejecemos (Preguntas 47 y 61).

Además de dañar el sistema inmunitario, el VIH puede afectar directamente a muchos órganos del cuerpo, como el sistema nervioso (Pregunta 73) y los riñones (Pregunta 49). También puede causar pérdida de peso, sudores nocturnos y diarrea (Pregunta 11). Cuando las muertes a causa del sida eran comunes, a menudo se decía que las personas no morían por el VIH en sí, sino por una de sus complicaciones, como un cáncer o una infección. Si bien eso era técnicamente cierto en la mayoría de los casos, el VIH seguía siendo el problema subyacente que provocaba la muerte por sida.

10 ¿Cuál es la diferencia entre el VIH y el sida?

El término *sida* fue acuñado en 1982. Significa "síndrome de inmunodeficiencia adquirida". Se "adquirió" para mostrar que no fue algo con lo que una persona nació (esos son "congénitos"). La **inmunodeficiencia** (o **inmunosupresión**) significa que el sistema inmunitario está debilitado. Es un **síndrome** porque antes de que se descubriera el VIH y se identificara como la causa del sida, reconocimos una serie de síntomas y complicaciones, incluso infecciones y cánceres que ocurrían en personas que tenían factores de riesgo comunes.

Es importante destacar que, cuando se utilizó por primera vez el término sida, el VIH aún no se había

Inmunodeficiencia (o inmunosupresión)
El estado en el que el sistema inmunitario está dañado o alterado, ya sea desde el nacimiento (inmunodeficiencia congénita) o adquirido posteriormente, como en el caso del VIH.

Síndrome
Un conjunto de signos o síntomas que frecuentemente ocurren juntos, pero que pueden o no ser causados por una sola enfermedad. Se hacía referencia al sida como un síndrome antes de que se descubriera su causa, el VIH.

CONCEPTOS BÁSICOS

> **Infección oportunista (OI)**
>
> Una infección que se aprovecha de la inmunodeficiencia. Estas infecciones generalmente no ocurren en personas con sistemas inmunitarios normales.

> **Centros para el Control y la Prevención de Enfermedades (CDC)**
>
> Una rama del gobierno federal, dentro del Departamento de Salud y Servicios Humanos (Health and Human Services, HHS) de los Estados Unidos, que se encarga de rastrear, prevenir y controlar los problemas de salud en los Estados Unidos, incluidas las enfermedades infecciosas como el VIH.

> **Definición de caso de sida**
>
> Los criterios utilizados por los CDC para clasificar a una persona con sida.

> **Enfermedad del VIH**
>
> El nombre de la enfermedad causada por el VIH. El sida es una etapa tardía o más avanzada del VIH.

descubierto. Se decía que alguien tenía sida si desarrollaba una de las complicaciones de la larga lista, ya sean **infecciones oportunistas (opportunistic infections, OI)** o cánceres, que generalmente no ocurren en personas con sistemas inmunitarios saludables (Pregunta 53). Después de que se descubrió el VIH y se dispuso de un análisis de sangre, la definición de sida cambió de modo que se requería tener una prueba de VIH positivo (además de la complicación) para decir que alguien tenía sida. En 1993, los **Centros para el Control y la Prevención de Enfermedades (Centers for Disease Control and Prevention, CDC)** ampliaron la definición de sida para incluir a las personas con VIH con recuentos de CD4 inferiores a 200, incluso si no tenían complicaciones. La **definición de caso de sida** actual se muestra en la **Tabla 1**.

Entonces, la conclusión de esta distinción, a veces confusa, es que todos los que tienen sida tienen VIH, pero no todos los que tienen VIH tienen sida. Algunos han recomendado dejar de usar el término sida, ya que está más asociado con la enfermedad y el estigma que con el VIH. Sin embargo, como una descripción de las personas que están (o estuvieron) alguna vez enfermas con complicaciones del VIH, todavía tiene algún propósito.

Un término que definitivamente se debe evitar es "sida completamente desarrollado". Otro es "sida en etapa terminal". Están desactualizados, son innecesariamente aterradores y no son útiles. Si tiene VIH, la enfermedad que tiene es VIH. (A veces, verá que se la menciona como la **enfermedad del VIH**. Algunos se han opuesto al uso de la palabra "infección", por lo que normalmente solo digo "VIH"). El sida simplemente se refiere a una etapa más avanzada de esa enfermedad. El tratamiento puede prevenir que el VIH se convierta en sida y puede restaurar

Tabla 1 Afecciones indicadoras de sida (Definición de caso de sida de los CDC, 1993)

Esofagitis candidiásica [65]* (o candidiasis de las vías respiratorias, que es poco frecuente)

Cáncer de cuello uterino, invasivo [61, 81]

Coccidioidomicosis que afecta a un órgano distinto de los pulmones [57]

Criptococosis que afecta a un órgano distinto de los pulmones [57]

Criptosporidiosis con diarrea durante al menos un mes [66, 90]

Enfermedad por CMV que afecta a un órgano distinto del hígado, el bazo o los ganglios linfáticos [58]

Herpes simple con úlceras que duran más de un mes [89] o con esofagitis [65] o infección de la vía respiratoria (poco frecuente)

Histoplasmosis que afecta a un órgano distinto de los pulmones [57]

Demencia asociada al VIH [73]

Cistoisosporiasis (una enfermedad parasitaria que es poco común en los Estados Unidos) con diarrea durante al menos un mes [66]

Sarcoma de Kaposi [61]

Linfoma [61]

Complejo *Mycobacterium avium* (MAC) [55], *Mycobacterium kansasii* u otra infección micobacteriana que afecta a órganos distintos de los pulmones

Tuberculosis [59]

Neumonía por *Pneumocystis* (PCP) [54]

Neumonía bacteriana: dos o más episodios en un año [67]

Leucoencefalopatía multifocal progresiva (progressive multifocal leukoencephalopathy, PML) [72]

Salmonella con infección del torrente sanguíneo, recurrente [66]

Toxoplasmosis [56]

Síndrome de desgaste (más del 10 % de pérdida de peso más diarrea crónica, debilidad o fiebre que dura más de 30 días) [69]

---

*Los números entre paréntesis se refieren a las preguntas en las que se tratan los temas. Reproducido de Selik RM, Mokotoff ED, Branson B, Owen SM, Whitmore S, Hall HI. Definición de caso de vigilancia para infección por VIH revisada — Estados Unidos, 2014. *MMWR Recomm Rep*. 2014;63(RR-03). https://www.cdc.gov /mmwr/pdf/rr/rr6303.pdf

la salud de las personas con sida. Según las personas que hacen un seguimiento de la epidemia, una vez que tienes sida, siempre tendrás sida. Sin embargo, lo que debe importarle a usted y a su proveedor es cómo está ***ahora***.

CONCEPTOS BÁSICOS

> **VIH agudo (o primario)**
> La etapa de la infección por VIH que ocurre poco después de la infección. En esta etapa, la carga viral es muy alta. A menudo, las personas tienen síntomas durante esta etapa.
>
> **Síndrome retroviral agudo (ARS)**
> Conjunto de síntomas, como fiebre, sarpullido, dolor de garganta e inflamación de los ganglios linfáticos, que experimentan muchas personas durante la infección aguda, poco después de adquirir el VIH.
>
> **Antígeno**
> Proteínas de organismos, como bacterias o virus, que estimulan una respuesta inmunitaria.
>
> **VIH asintomático**
> Una etapa temprana del VIH en la que las personas infectadas tienen una prueba positiva pero no presentan síntomas.

11 ¿Cuáles son las etapas del VIH?

La primera etapa del VIH, que ocurre unas pocas semanas después de que una persona contrae el virus, se denomina **VIH agudo** o **VIH primario**. Los síntomas que experimentan las personas durante esta enfermedad se denominan **síndrome retroviral agudo (acute retroviral syndrome, ARS)** (Pregunta 16). Durante el VIH agudo, algunas pruebas de VIH, especialmente las pruebas de anticuerpos, son negativas, pero la cantidad de virus en la sangre (medida por la carga viral) es extremadamente alta, lo que facilita la transmisión del VIH a otras personas. Las pruebas más nuevas detectan el anticuerpo y el **antígeno** del VIH (partes reales del VIH), por lo que la prueba es mucho más precisa de lo que solía ser durante la fase aguda del VIH. Estas pruebas más nuevas, a veces, se denominan pruebas de detección del VIH de "cuarta generación" para distinguirlas de las pruebas anteriores que solo buscaban anticuerpos.

Los síntomas del VIH agudo se resuelven por sí solos y al VIH agudo le sigue una etapa latente, generalmente llamada **VIH asintomático**. Las personas generalmente se sienten bien durante esa etapa, aunque sus **ganglios linfáticos** pueden agrandarse (**linfadenopatía**), y algunas afecciones comunes pueden ocurrir con más frecuencia o ser más graves, como candidiasis vaginal, herpes o culebrilla.

Algunas personas desarrollan síntomas del VIH antes de desarrollar realmente el sida. Esta etapa se conoce como **VIH sintomático** (anteriormente se llamaba **complejo relacionado con el sida, [AIDS-related complex, ARC]**). Los síntomas incluyen pérdida de peso, **candidiasis** bucal (una infección **por hongos** en la boca), diarrea, sudores nocturnos y fatiga.

Se considera que una persona tiene sida si el recuento de CD4 cae por debajo de 200 (tenga o no síntomas) o cuando se diagnostica una **afección indicadora de sida** (o **una afección definitoria de sida**) (consulte la Tabla 1). La mayoría de las personas alcanzan un recuento de CD4 de 200 antes de desarrollar complicaciones, por lo que un recuento bajo de CD4 es la razón más común para un diagnóstico de sida. A medida que el recuento de CD4 desciende aún más, crece la lista de posibles complicaciones. A veces nos referimos a alguien con un recuento de CD4 por debajo de 50 como si tuviera la **enfermedad avanzada del VIH**. Antes de que tuviéramos un tratamiento eficaz contra el VIH, la mayoría de las muertes relacionadas con el VIH ocurrían cuando el recuento de CD4 estaba por debajo de 50.

Si no se diagnostica y trata, el VIH casi siempre progresa desde las primeras etapas hasta las últimas, lo que finalmente resulta en enfermedad y muerte. El tratamiento puede llevarlo de una etapa tardía a una etapa temprana. Afortunadamente, el VIH se puede tratar en *cualquier* etapa y el tratamiento puede restaurar la salud incluso para las personas con VIH avanzado.

12. ¿Cómo se propaga el VIH?

Solo hay unas pocas formas en las que el VIH se puede propagar:

- *Transmisión sexual*. Para que el VIH se propague a través del sexo, el semen, los fluidos vaginales o la sangre de una persona infectada deben ingresar al cuerpo de una persona no infectada. Esto generalmente sucede a través de relaciones sexuales vaginales o anales. El riesgo es mayor si la pareja "insertiva" (la "superior") es positiva, pero la parte

---

Ganglios linfáticos

Estructuras del cuerpo humano que forman parte del sistema inmunitario. Puede sentirlos en el cuello, debajo de los brazos o en la ingle.

Linfadenopatía

Ganglios linfáticos inflamados o agrandados ("glándulas").

VIH sintomático

Una etapa del VIH en la que las personas tienen síntomas causados por el VIH, como pérdida de peso, diarrea o candidiasis bucal, pero aún no han desarrollado una afección indicadora de sida.

Complejo relacionado con el sida (ARC)

Un término antiguo, que ya no se usa más, para la etapa de la enfermedad del VIH en la que las personas tienen síntomas, pero aún no han desarrollado el sida. Ahora conocido como "VIH sintomático".

> **Candidiasis bucal**
> Candidiasis bucal, una infección por levaduras que afecta la boca y se presenta con placas blancas o amarillas parecidas a cuajada en la lengua, el paladar, las encías o la parte posterior de la garganta.

> **Levadura**
> Un grupo de microorganismos que, a veces, puede causar infecciones humanas, que van de leves (candidiasis bucal, vaginitis) a graves (meningitis criptocócica). Todas las levaduras son hongos.

> **Afección indicadora de sida (o condición definitoria de sida)**
> Una afección de toda una lista, incluidas las infecciones oportunistas y los tumores malignos, que utiliza el CDC para determinar quién tiene sida (consulte la Tabla 1).

> **Enfermedad avanzada del VIH**
> La etapa más avanzada del VIH, generalmente en personas con recuentos de CD4 por debajo de 50.

superior también puede ser infectada por la pareja receptiva (la "inferior"). La transmisión a través del sexo oral es mucho menos común, pero puede ocurrir. (Para un debate más detallado de los riesgos de actividades sexuales específicas y la disminución del riesgo sexual, consulte las Preguntas 13 y 86).

- *Exposición a la sangre.* El VIH puede transmitirse a través de transfusiones, aunque el riesgo es prácticamente inexistente en los lugares donde se analiza el suministro de sangre. Es mucho más común que se transmita a través del uso de drogas inyectables, cuando las personas que consumen drogas comparten agujas o jeringas ("funcionamientos") con otras personas que tienen el virus. Los trabajadores de la salud han contraído el VIH cuando han sido pinchados con agujas que contenían sangre infectada o cuando los ojos, nariz o cortes abiertos han sido salpicados con sangre o fluidos corporales de un paciente VIH positivo.

- *Parto y lactancia.* Las mujeres con VIH pueden transmitir el virus a sus bebés durante el parto (por lo general, en el momento del trabajo de parto o poco antes) o al amamantar (Pregunta 76). Los bebés no contraen el VIH en el momento de la concepción, por lo que un hombre con VIH solo puede transmitirle el VIH a un bebé de forma indirecta al transmitirle el virus a la madre.

El VIH no se propaga a través del contacto con la saliva, la orina, el sudor o las heces. Contrario a la creencia popular, *no* se transmite por mosquitos, exposición de fluidos corporales a la piel intacta, tomarse de la mano, besarse, abrazarse, compartir vasos o utensilios para comer, masturbarse de forma mutua o tener pensamientos traviesos.

13. ¿Cómo se puede prevenir el VIH? ¿Qué es la PrEP?

El VIH es una enfermedad *completamente* evitable. Esto es lo que debe saber sobre la prevención, organizado por el tipo de transmisión:

- *Transmisión sexual, personas VIH negativo.* No hay nada más seguro que la abstinencia. Sin embargo, si bien este enfoque tiene sus defensores, no es aceptable para todos, e incluso entre los defensores más enérgicos de la abstinencia, "el sexo sucede". Las siguientes mejores alternativas son (1) limitar la cantidad de parejas sexuales; (2) participar en actividades sexuales que no sean anales o vaginales; (3) evitar que le entre semen, líquido preseminal ("presemen") y fluidos vaginales en la boca o los ojos; (4) usar condones cuando *tenga* relaciones sexuales; y (5) usar **profilaxis previa a la exposición (pre-exposure prophylaxis, PrEP)**, especialmente si no siempre usa condones. Para obtener más información sobre prácticas sexuales más seguras, consulte la Pregunta 86. Las personas sin VIH no deben arriesgarse, independientemente de lo que les digan sobre el estado de sus parejas. Las parejas no siempre saben o revelan su estado actual, o su estado puede cambiar.

Profilaxis previa a la exposición (PrEP)
Una forma de prevención del VIH en la que las personas sin VIH toman medicamentos antirretrovirales para prevenir la infección.

La investigación ahora ha demostrado de manera concluyente que, si las personas toman ART con regularidad, y la carga viral se suprime mediante el tratamiento, no pueden transmitir el virus a otras personas sexualmente. Entonces, si está en una relación en la que su pareja tiene VIH y usted no, la forma más efectiva de evitar contraer el VIH es que su pareja esté en una ART

Si es VIH negativo y no siempre usa condones durante las relaciones sexuales, la PrEP es una forma muy eficaz de prevenir el VIH. Actualmente, esto implica tomar Truvada o Descovy (píldoras que contienen dos agentes antirretrovirales, tenofovir y emtricitabina) una vez al día para prevenir la transmisión. La PrEP no evitará otras infecciones de transmisión sexual, pero probablemente evitará que contraiga el VIH, siempre que la tome con regularidad.

Si no quiere tomar PrEP todos los días, hay otras opciones. Una consiste en acudir al consultorio de su médico para recibir una inyección llamada Apretude (cabotegravir) cada dos meses. Otra es tomar PrEP intermitente o "a pedido", lo que significa que se toma solo cerca del momento de la actividad sexual. Tomar PrEP de esta manera significa tomar dos píldoras de Truvada el día antes de tener relaciones sexuales y una píldora los dos días siguientes. Este método de tomar la PrEP debe considerarse una alternativa a la PrEP diaria en personas que no recuerdan tomarla a diario o que no pueden ir al consultorio para recibir sus inyecciones cada dos meses.

- *Transmisión sexual, personas VIH positivo.* Si es VIH positivo, es su responsabilidad disminuir el riesgo de transmitir el virus a cualquier otra persona (sin importar el comportamiento o las preferencias de sus parejas). Los condones son efectivos cuando se usan con regularidad y de forma correcta, pero no funcionan si se dejan sin abrir en el cajón de la mesa de noche. Aún más importante que los condones es estar en una ART eficaz con una carga viral indetectable (Preguntas 28 y 86), que es la forma más importante para que las personas con el virus protejan a los demás. Como se señaló anteriormente, ahora se ha demostrado en diversos estudios que las personas que tienen VIH no pueden transmitir el virus a otras personas sexualmente si están tomando ART. Este mensaje de "Indetectable = Intransmisible" o "U = U" se ha convertido en una gran motivación para que las personas tomen ART.

- *Uso de drogas.* La mejor manera de prevenir la infección por el uso de drogas es recibir un tratamiento que le ayude a dejar de consumirlas. Sin embargo, si va a consumir drogas, no comparta agujas ni jeringas. Puede ser más fácil decirlo que hacerlo, especialmente en lugares que no tienen programas de intercambio de agujas. Si comparte jeringas y agujas, desinféctelas con lejía después de cada uso. También se ha demostrado que la PrEP diaria protege a las personas que usan drogas contra el VIH.

- *Transmisión a los bebés.* Todas las mujeres embarazadas deben hacerse la prueba del VIH. Siempre que se comience lo suficientemente temprano en el embarazo, el tratamiento durante el embarazo es casi 100 % efectivo para prevenir la transmisión al bebé (Pregunta 76). Las mujeres con VIH no deben amamantar a sus bebés si tienen acceso a la alimentación con fórmula.

No pierda el tiempo preocupándose por formas desconocidas de contraer el VIH. El simple hecho es que, si todas las personas VIH positivo fueran diagnosticadas y recibieran una ART eficaz, la epidemia del VIH llegaría a su fin. Fuera de eso, podemos lograr casi el mismo resultado con un uso más general de condones, PrEP e intercambio de agujas.

14. ¿Por qué no hay una cura?

Debido al tiempo que ha existido la enfermedad, puede parecer extraño que aún no hayamos encontrado una cura para el VIH. Los teóricos de la conspiración argumentan que existe una cura, pero la están ocultado las compañías farmacéuticas motivadas por las ganancias o los gobiernos malvados que intentan separar a sus poblaciones de los elementos "menos deseables". Dejaré esa discusión para más adelante (Pregunta 98) y aquí hablaré de ciencia.

Algunos virus mejoran por sí solos (el resfriado común), algunos permanecen latentes en su cuerpo para siempre (herpes), algunos se pueden prevenir con vacunas (sarampión), algunos son menos graves con vacunas (SARS-CoV-2, la causa de COVID), y algunos que dan miedo pueden ser mortales muy rápidamente (rabia, ébola). El hecho de que el VIH se oculte al insertar su ADN en células humanas de larga vida lo convierte en un problema difícil de abordar, pero afortunadamente no entra en este último grupo aterrador.

Para poner el VIH en perspectiva, muchas enfermedades que sufrimos en el mundo desarrollado *también* son enfermedades crónicas, incurables, pero tratables. Piense en la diabetes, la hipertensión arterial, la enfermedad de las arterias coronarias, la insuficiencia cardíaca congestiva y la artritis. Ninguna de ellos es curable, pero todas son controlables. Sorprendentemente, tienden a ser más difíciles de controlar que el VIH.

A diferencia de los primeros años del VIH, ahora hay muchas investigaciones que estudian la cura del VIH. Es posible que haya oído hablar de Timothy Ray Brown, "el paciente de Berlín", una persona con VIH que también tenía leucemia, que luego se curó del VIH al recibir un trasplante de médula ósea. La clave era que su donante de médula ósea era genéticamente inmune al VIH debido a la **mutación del delta 32**, la ausencia de correceptores CCR5 en la superficie de la célula CD4 (Pregunta 27). Ahora algunos otros pacientes se han curado con un procedimiento similar. Desafortunadamente, los trasplantes de médula ósea son procedimientos costosos y riesgosos, que se realizan únicamente a las personas que, de lo contrario, morirían a causa de su afección subyacente (por lo general, el cáncer) si no se los hicieran. Entonces, si bien escuchar acerca de estas curas es emocionante, en este momento no son aplicables a personas sanas con VIH. El procedimiento es demasiado arriesgado. Sin embargo, estos casos nos dicen que la cura es posible y pueden indicarnos formas más seguras de lograr este objetivo.

Hay una serie de estrategias de cura que se están estudiando. Los **agentes que revierten la latencia** son fármacos que activan o "despiertan" las células CD4 en reposo infectadas. Están siendo estudiados en un método de **activar y eliminar**, donde se ataca al virus que se replica con medicamentos antirretrovirales después de activarlo con agentes que revierten la latencia.

Otra estrategia, que es modificar genéticamente las células CD4 para que no se puedan infectar, como las células que recibieron los casos curados en sus trasplantes de médula ósea, lo que evita que el VIH infecte células nuevas. Las terapias basadas en el sistema inmunitario y las vacunas terapéuticas podrían ayudar al sistema inmunitario a combatir el VIH por sí solo.

Una cura podría ser "esterilizante" (el virus está completamente erradicado) o "funcional" (el VIH todavía está

Mutación delta 32

Una afección genética que provoca la ausencia del correceptor CCR5 en la célula CD4. Las personas que son heterocigóticas para esta eliminación (la mutación está presente en solo una copia del gen) pueden contraer el VIH, pero progresan más lentamente. Aquellos que son homocigóticos (la mutación está presente en ambas copias del gen) no pueden adquirir el VIH por un virus R5, la forma más común del VIH que circula.

Agentes que revierten la latencia

Fármacos que se estudian en estrategias de cura experimentales que activan las células CD4 en reposo infectadas por el VIH para eliminar el reservorio latente.

> **Activar y eliminar**
> Una estrategia de cura experimental en la que las células CD4 en reposo infectadas por el VIH se activan primero con agentes que revierten la latencia, lo que permite que el virus se trate con terapia antirretroviral.

> *En solo 15 años, vimos que el VIH pasó de ser una enfermedad casi fatal e intratable a nivel global a una enfermedad crónica y controlable.*

presente, pero el sistema inmunitario lo mantiene bajo control sin ART). La investigación de cura y erradicación ahora es una alta prioridad en los Institutos Nacionales de Salud (NIH) y en todo el mundo. Siempre que sigamos financiando generosamente la investigación científica, la búsqueda de una cura seguirá siendo el foco de algunos de nuestros mejores científicos.

Mientras tanto, sería un error considerar a la cura como la única medida del éxito. En solo 15 años, vimos que el VIH pasó de ser una enfermedad casi fatal e intratable a nivel global a una enfermedad crónica y controlable, y el tratamiento fue más fácil y mejor en los años siguientes. Una cura será un avance científico sin precedentes; hasta entonces, deberemos contentarnos con un éxito triunfante e incomparable.

PARTE TRES

Diagnóstico

¿Cómo se diagnostica el VIH?

¿Cómo sé si he contraído el VIH recientemente?

¿Qué sucede si todas mis pruebas son negativas, pero estoy seguro de que tengo VIH?

Más . . .

DIAGNÓSTICO

15. ¿Cómo se diagnostica el VIH?

Las pruebas para diagnosticar el VIH son *muy* precisas. La estrategia tradicional que utilizaba las pruebas de anticuerpos más antiguas de tercera generación era evaluar primero con un **enzimoinmunoanálisis** (**ELISA** o **EIA**). Ahora, es más común realizar primero una **prueba de detección de cuarta generación**. Esto controla el **anticuerpo** (una proteína que su cuerpo produce en respuesta al virus) *y* el **antígeno** (una parte real del virus). Esta nueva prueba de cuarta generación tiene la ventaja de dar positivo después de contraer el VIH mucho antes que la prueba de solo anticuerpos que reemplazó. Los análisis de sangre que miden los anticuerpos, a veces, se denominan **serologías**.

Si la prueba de detección es positiva, el laboratorio realiza automáticamente una prueba de confirmación llamada **análisis de diferenciación**, que es una prueba de anticuerpos que detecta si tiene VIH-1, VIH-2 o ninguno. Una prueba de falso positivo tanto en la prueba de detección como en el análisis de diferenciación es extremadamente rara. Cuando sucede, generalmente se debe a un error que cometió la persona que hizo el análisis: un tubo mal etiquetado o un nombre incorrecto en el informe de laboratorio. El análisis de diferenciación reemplazó una prueba llamada Western Blot, que solo buscaba anticuerpos contra el VIH-1.

Una **prueba de VIH indeterminada** significa que la prueba de detección es positiva y el análisis de diferenciación es negativo. Esto puede ocurrir por una de dos razones. En primer lugar, es posible que haya contraído el VIH recientemente y esté en proceso de **seroconversión**; en este caso, la prueba de detección identificó el

---

Enzimoinmunoanálisis (ELISA o EIA)
Una prueba que detecta y mide los anticuerpos en la sangre.

Prueba de detección de cuarta generación
La prueba inicial que se realiza para diagnosticar el VIH, detecta los anticuerpos y el antígeno del VIH. Las pruebas positivas deben confirmarse con un análisis de diferenciación.

Anticuerpo
Proteínas utilizadas por el sistema inmunitario para combatir infecciones.

Antígeno
Proteínas de organismos, como bacterias o virus, que estimulan una respuesta inmunitaria.

Serologías
Análisis de sangre que miden los anticuerpos para buscar evidencia de una enfermedad.

antígeno (en realidad, parte del virus), pero su cuerpo aún no ha tenido la oportunidad de desarrollar anticuerpos (desarrollo de un análisis de diferenciación positivo). La segunda posibilidad es que la prueba de detección haya sido un falso positivo.

¿Cómo sabe alguien si se está seroconvirtiendo en lugar de simplemente tener una prueba de detección de falso positivo? Afortunadamente, esto se puede lograr con mucha precisión al enviar una carga viral del VIH. Si la carga viral de VIH es positiva, por lo general, será muy alta, lo que indica que una persona ha contraído el VIH recientemente. Si es negativo o **indetectable**, entonces la prueba de detección fue un falso positivo, y no hay de qué preocuparse. Puede ser aterrador tener una prueba de detección de falso positivo, pero la buena noticia es que no influye en su salud.

Las **pruebas rápidas** arrojan los resultados en unos pocos minutos y están disponibles en muchas clínicas, especialmente en aquellas que analizan otras infecciones de transmisión sexual. Estas son excelentes para obtener resultados incluso antes de salir de la clínica. Una limitación importante de estas pruebas es que no son tan precisas como los análisis, por lo que los resultados se deben confirmar con un análisis si son positivos. Para las **pruebas en el hogar**, *OraQuick* (www.oraquick.com) utiliza un hisopo oral y también brinda resultados inmediatos. Siga las instrucciones al pie de la letra porque *OraQuick* ha sido algo menos preciso cuando lo realizan personas no especializadas que cuando lo realiza el personal médico o de laboratorio. Si tiene alguna duda sobre el resultado de la prueba, tiene sentido hacerse un análisis regular.

Análisis de diferenciación
Una prueba de confirmación de anticuerpos que detecta si el anticuerpo del VIH está presente y si el anticuerpo es para el VIH-1 o el VIH-2.

Prueba de VIH indeterminada
Esto ocurre cuando la prueba de detección es positiva, pero el análisis de diferenciación es negativo. Esto puede ocurrir durante el proceso de seroconversión (VIH contraído recientemente) o puede encontrarse en personas sin VIH, generalmente por razones poco claras.

Seroconversión
El proceso de desarrollar un anticuerpo contra un agente infeccioso. En el caso del VIH, ocurre dentro de dos a cuatro semanas posteriores a la infección aguda.

DIAGNÓSTICO

Indetectable
Término que se utiliza para describir una carga viral que es demasiado baja para medirla con una prueba de carga viral. Una carga viral indetectable está por debajo de 20, 30 o 40 con las pruebas más utilizadas.

Pruebas rápidas
Pruebas de VIH que brindan una respuesta en pocos minutos, ya sea con sangre o saliva.

Pruebas en el hogar
Una prueba de sangre u oral de VIH que se puede realizar en casa.

Parálisis de Bell
Una parálisis de un lado de la cara que puede ser causada por una variedad de infecciones, incluido el VIH agudo.

Meningitis aséptica
Meningitis que no es causada por una bacteria que pueda crecer en cultivo. Puede ser causada por virus (incluido el VIH durante la fase aguda) o por fármacos.

16. ¿Cómo sé si he contraído el VIH recientemente?

La mayoría de las personas se sienten enfermas a las pocas semanas de contraer el VIH. Esto se denomina "infección aguda (o primaria)", y los síntomas (enfermedad) que se presentan pueden llamarse "síndrome retroviral agudo" (ARS) o VIH agudo (Pregunta 11). La enfermedad puede ser leve y breve, o puede ser lo suficientemente grave como para requerir hospitalización. En la mayoría de los casos, los síntomas son similares a los de la mononucleosis. Pueden incluir fiebre, sarpullido, dolores musculares, fatiga, dolor de garganta, ganglios linfáticos inflamados, diarrea y pérdida de peso. Con menos frecuencia, las personas pueden desarrollar síntomas neurológicos, como **parálisis de Bell** (parálisis de un lado de la cara), **meningitis aséptica**, **síndrome de Guillain-Barré** (parálisis que comienza en las piernas y asciende por el cuerpo) o **miopatía** (dolor muscular y debilidad). A veces, las personas con ARS se vuelven gravemente inmunodeprimidas y desarrollan infecciones oportunistas que normalmente solo ocurren en las personas que tienen la enfermedad del VIH desde hace mucho tiempo, pero esto sucede con poca frecuencia.

Durante el VIH agudo, la prueba de detección de cuarta generación suele ser positiva, ya que detecta el antígeno y el anticuerpo del VIH. Sin embargo, el análisis de diferenciación a menudo es negativo a menos que una persona ya haya estado enferma durante un par de semanas. Este período entre la contracción de una infección y el resultado positivo del anticuerpo a veces se denomina **período de ventana**, que en el caso del VIH suele ser de dos a cuatro semanas. Debido al período de ventana, sus proveedores deben solicitar una carga viral del VIH si sospechan que el VIH es agudo.

DIAGNÓSTICO

Si es VIH verdaderamente agudo, la carga viral será alta (cientos de miles o incluso millones). Por el contrario, si la carga viral es indetectable, el VIH *no* es la causa de estos síntomas. Su médico debe considerar otras causas de su enfermedad.

Desafortunadamente, el diagnóstico de VIH agudo se pasa por alto con demasiada frecuencia. Los síntomas no son específicos (comunes para otras afecciones virales) y muchos proveedores de atención médica no piensan en el VIH o no saben cómo diagnosticarlo. Puede ayudar a los médicos que lo están evaluando al compartirles que le preocupa que haber contraído el VIH recientemente. Esto aumentará las posibilidades de que pidan las pruebas correctas.

Es importante diagnosticar el VIH en esta etapa temprana por varios motivos. En primer lugar, las personas con VIH agudo tienen niveles extremadamente altos de VIH en la sangre, el semen y los fluidos vaginales, lo que les facilita transmitir el VIH a otras personas si no saben que son positivas. En segundo lugar, es posible que haya adquirido un VIH resistente a los medicamentos (un virus que no es suprimido por uno o más medicamentos; consulte la pregunta 38). El mejor momento para realizar la prueba de resistencia transmitida es durante la fase aguda del VIH (Pregunta 24). Finalmente, es beneficioso comenzar el tratamiento durante el VIH agudo en lugar de esperar. Comenzar el tratamiento *apenas* comienza la enfermedad conserva sus células CD4 en su nivel más alto. Además, el tratamiento en esta etapa temprana puede disminuir el tamaño del reservorio latente, y se cree que esas personas serán los mejores candidatos para una cura, para cuando esté disponible. (Soy un optimista).

Síndrome de Guillain-Barré
Parálisis muscular progresiva que comienza en las piernas y se desplaza hacia arriba, a veces se observa durante el VIH agudo.

Miopatía
Una inflamación de los músculos que causa dolor y debilidad muscular, a veces se observa con el síndrome retroviral agudo, zidovudina en dosis altas o estatinas para disminuir el colesterol.

Período de ventana
El período entre la infección y la formación de anticuerpos que conducen a una prueba de VIH positiva (serología).

35

> El VIH no es difícil de diagnosticar.

17. ¿Qué sucede si todas mis pruebas son negativas, pero estoy seguro de que tengo VIH?

La buena noticia es que el VIH *no* es difícil de diagnosticar. Somos afortunados de que la prueba del VIH se encuentre entre las estrategias de pruebas más precisas en toda la medicina. Una prueba de VIH negativa después del período de ventana apropiado para esa prueba significa que no tiene VIH. No necesita un recuento de CD4, una prueba de ADN o un cultivo viral. No necesita ver a un especialista. No necesita pensar en subtipos raros o en si los medicamentos que toma están causando resultados falsos negativos en las pruebas.

Lo que *puede* necesitar es un psiquiatra o un psicoterapeuta. La obsesión irracional con la enfermedad puede ser un signo de depresión, trastorno obsesivo-compulsivo o hipocondriasis. La depresión y la ansiedad pueden causar muchos de los síntomas que llevan a las personas a pensar que tienen el VIH. Las personas también pueden obsesionarse con el VIH porque es más fácil que lidiar con problemas más difíciles como la culpa o la ansiedad por la sexualidad o la infidelidad.

PARTE CUATRO

Atención médica

¿Cómo encuentro la atención médica adecuada?

¿Cuáles son las responsabilidades de mi proveedor y cuáles son las mías?

¿Cómo pagaré la atención médica?

Más . . .

18. ¿Cómo encuentro la atención médica adecuada?

La elección de un proveedor médico es una de las decisiones más importantes que toma sobre su salud, así que hágalo con cuidado. (Hay algunas personas a las que no les gusta la palabra "proveedor", consideran que suena demasiado técnica. Sin embargo, tiene la intención de cubrir a médicos, enfermeros, asistentes médicos, asistentes sociales, farmacéuticos y otros miembros del equipo que podrían cuidarlo. En algunas ocasiones, usaré el término "profesional clínico", que significa lo mismo). El tratamiento del VIH puede ser complejo; no es algo que deban intentar los proveedores sin experiencia ni capacitación. Los estudios han demostrado que las personas tratadas por expertos en VIH se mantienen más saludables y viven más tiempo que las que no son tratadas por expertos. Los errores cometidos por médicos sin experiencia pueden provocar una resistencia a los medicamentos que nunca desaparece. Si su médico dice que no ha atendido a muchas personas con VIH, busque otro médico o asegúrese de que esté trabajando en estrecha colaboración con un experto en VIH que también pueda atenderlo.

Las personas tratadas por expertos en VIH se mantienen más saludables y viven más que las que no son tratadas por expertos.

Utilizo el término "experto" porque técnicamente no existe un "especialista en VIH". Un especialista es alguien que ha aprobado un examen de la junta especializada, y no existe un examen ampliamente aceptado para el VIH. Un experto en VIH es un médico con mucha experiencia en VIH que se mantiene actualizado con las últimas investigaciones y desarrollos en el campo. Algunos especialistas en enfermedades infecciosas son expertos en VIH, pero otros no. Hay internistas generales y médicos de familia que *son* expertos en VIH, pero la mayoría no lo es. Los expertos no tienen que ser médicos: Hay enfermeros profesionales, asistentes médicos, farmacéuticos y asistentes sociales expertos, además de un gran grupo de especialistas, que tienen un interés especial en el VIH. Tengo la suerte de trabajar con psiquiatras, obstetras, dermatólogos y otros profesionales que quieren atender a personas con VIH. Busque a estas personas si las necesita, ¡los necesitará en su equipo de atención!

Encontrar atención experta puede ser complicado. Si tiene un proveedor médico primario, es posible que pueda derivarlo a alguien. Pida una recomendación a un **administrador de casos** o a alguien de una **organización de servicios para el sida**. Hable con amigos con VIH o miembros de grupos de apoyo. Busque un experto en su área en el sitio web de la American Academy of HIV Medicine (www.aahivm.org) o de la HIV Medicine Association (www.hivma.org).

Tener VIH no significa que tenga que renunciar a su proveedor primario a largo plazo. Muchos profesionales seguirán atendiéndolo gustosamente, incluso si no saben mucho sobre el VIH, y un experto en VIH administrará su tratamiento contra el VIH como asesor. Continuarán ayudándolo con problemas no relacionados con el VIH. Lo que importa es que su atención del VIH sea dirigida por un experto y que el experto y su proveedor principal se comuniquen entre ellos.

Administrador de casos
Una persona que ayuda a coordinar su atención médica, brinda referencias para los servicios necesarios y determina si califica para algún programa de asistencia o derechos.

Organización de servicios para el sida (AIDS service organization, ASO)
Una organización que brinda servicios a personas con VIH.

19. ¿Cómo trato con mi proveedor de atención médica?

El proveedor que lo trata por el VIH será una persona importante en su vida durante mucho tiempo. Es alguien que debería gustarle, poder confiar, respetar y

39

comunicarse fácilmente. Al igual que con cualquier relación a largo plazo, es posible que el primero no sea "el indicado". No tenga miedo de buscar un poco. Aquí hay algunas preguntas que debe hacer cuando comience una relación con un proveedor nuevo:

1. *¿Mi plan de seguro cubre sus servicios?* Esta pregunta generalmente la responde el personal del consultorio o alguien de su compañía de seguros antes de ver al proveedor por primera vez (quien quizás no lo sepa).

2. *¿Cuánta experiencia tiene en VIH? ¿Cómo se mantiene actualizado con los últimos avances en el campo?* Estas pueden parecer preguntas incómodas, pero solo alguien que no tiene lo que se necesita las responderá a la defensiva.

3. *¿Usted será mi proveedor principal o actuará como asesor? ¿A quién debo contactar por problemas médicos urgentes?* La respuesta a las preguntas puede depender de usted, el proveedor o su compañía de seguros, pero es importante aclararlas desde el principio.

4. *¿Con qué frecuencia lo veré? ¿Cuándo me realizarán análisis, antes de la visita o el mismo día?* Realizar sus análisis de sangre una semana antes de su visita, o más, nos permite revisar el resultado cuando venga. Por otro lado, algunas personas no quieren venir dos veces a la clínica u hospital, por lo que se hacen el análisis de sangre el mismo día de la visita. Desde mi punto de vista, ambos enfoques están bien, lo que funcione mejor para usted.

5. *¿Cómo me comunico con usted entre las visitas para hacer preguntas, si tengo problemas nuevos o alguna emergencia?* Muchos proveedores ahora usan portales web seguros para comunicarse con los

pacientes; otros tienen horarios especiales de atención telefónica; otros utilizan enfermeros, asistentes médicos o enfermeros profesionales para el primer contacto. Se puede usar el correo electrónico, pero recuerde que no es seguro: se han cometido errores en los que se ha enviado información médica confidencial a la persona equivocada. Como resultado, sugiero enfáticamente evitar el correo electrónico como una forma de comunicación a menos que se pueda garantizar la seguridad. Averigüe quién cubre a su proveedor si tiene preguntas y emergencias cuando el proveedor no está de guardia o está de vacaciones.

6. *¿Adónde iría si tuviera que ser hospitalizado?* Le gustaría pensar que un gran proveedor estaría afiliado a un gran hospital, pero no siempre funciona así. Afortunadamente, la hospitalización ya no es inevitable, como lo era cuando no teníamos un buen tratamiento para el VIH, pero aun así vale la pena si considera que se sentiría cómodo yendo al hospital donde su proveedor admite pacientes. Además, ahora es común que lo atiendan hospitalistas cuando es un paciente internado, en lugar de su propio médico. Los hospitalistas son médicos que tratan solo a pacientes hospitalizados y luego derivan la atención a la atención primaria y otros proveedores ambulatorios después del alta.

20. ¿Cuáles son las responsabilidades de mi proveedor y cuáles son las mías?

Debido a que su relación con su proveedor debe ser una sociedad, hay responsabilidades mutuas que los dos deben tener en cuenta.

Responsabilidades de su proveedor

1. Tratarlo con respeto y prestar atención a sus inquietudes y opiniones.
2. Garantizar que la atención médica de urgencia esté disponible para usted en todo momento.
3. Mantenerlo informado sobre su estado de salud, su progreso y su pronóstico en un idioma que pueda entender.
4. Informarle sus opciones de tratamiento y estar dispuesto a brindarle asesoramiento sobre qué opción cree que es mejor.
5. Informarle sobre efectos secundarios importantes o reacciones adversas a largo plazo de los medicamentos y ayudarlo a evaluar los riesgos y beneficios de la terapia (sin abrumarlo con una larga lista de cosas malas que rara vez suceden).

Sus responsabilidades

1. Tratar al proveedor y al personal con respeto.
2. Proporcionar un historial completo, incluso si eso significa rastrear registros médicos antiguos usted mismo. Mejor aún, ¡conserve sus propios registros! Consulte la **Tabla 2** para obtener una lista de las cosas que debe mantener al día.
3. Acudir a las citas o cancelarlas con suficiente anticipación siempre que sea posible.
4. Seguir el curso de tratamiento acordado e informar al proveedor con anticipación sobre los problemas para que pueda cambiar el tratamiento.
5. Ser honesto sobre lo que está pasando en su vida y con su tratamiento, incluso si eso significa decepcionar a su proveedor. Preferimos saber que

Tabla 2 Información para realizar un seguimiento y compartir con nuevos proveedores

Fechas
- Fecha de diagnóstico de VIH
- Fecha aproximada en que adquirió el VIH, si se conoce (fechas de exposición, pruebas negativas anteriores, síndrome retroviral agudo, etc.)
- Fechas de complicaciones mayores

Resultados de la prueba (con fechas)
- Recuentos de CD4
- Cargas virales
- Pruebas de resistencia (genotipos y fenotipos)
- Serologías de hepatitis A, B y C
- Anticuerpo de inmunoglobulina G contra la *toxoplasmosis*
- Pruebas de sífilis
- Pruebas de gonorrea y clamidia
- Pruebas de Papanicolaou (cervical y/o anal)
- Pruebas de la infección de tuberculosis latente (prueba cutánea de la tuberculina o ensayo de liberación de interferón gamma)
- Otras pruebas, si corresponde (HLA B*5701, ensayo de tropismo, etc.)

Vacunas (con fechas)
- Tétanos (dT o Tdap)
- Neumocócico (*Pneumovax, Prevnar 13* Vaxneuvance, Prevnar 20)
- Hepatitis A
- Hepatitis B
- Influenza (gripe)
- Vacuna contra el virus del papiloma humano (human papillomavirus, HPV) (*Gardasil*)
- Vacuna meningocócica (*Menactra, Menveo*)
- Vacunas de viaje
- COVID

Historial de tratamiento
- Toda la terapia antirretroviral (con fechas de inicio y finalización para cada medicamento)
- Efectos secundarios y reacciones alérgicas
- Profilaxis o tratamiento de infecciones oportunistas o complicaciones

Otra información importante
- Contactos de emergencia
- Administrador de casos o trabajador social
- Directivas anticipadas (testamento en vida, poder notarial duradero para atención médica)

usted comenzó a fumar nuevamente (por usar un ejemplo común) a que nos oculte este historial médico importante. Probablemente lo olfatearemos de todos modos, ¡literalmente!

21. ¿Cómo pagaré la atención médica?

Debido a que este libro está escrito desde una perspectiva estadounidense, la respuesta es compleja. Realmente nunca hemos tenido un "sistema de salud" en este país; hemos tenido múltiples sistemas que dependen de dónde vive, qué edad tiene, si tiene empleo, cuánto dinero gana, su estado migratorio y si tiene una discapacidad. Lamentablemente, a pesar de todos estos sistemas, no se incluye a algunas personas. Por fortuna, tener VIH le da derecho a beneficios que no estarían disponibles si tuviera alguna otra enfermedad. De hecho, he escrito que la forma en que brindamos atención para el VIH sería un buen modelo para un sistema de atención médica nacionalizado para todos.

La atención y el tratamiento del VIH son costosos. El precio mayorista promedio de un año de ART no genérica es entre $28,000 y $35,000 por año, sin incluir las visitas médicas ni los análisis. *Afortunadamente, casi nadie tiene que pagar esto de su bolsillo, por eso es fundamental conocer sus opciones.* Aquellos que tienen seguro privado, por lo general, están cubiertos, aunque algunos planes requieren copagos altos o tienen límites en la cobertura de medicamentos. Puede haber programas gubernamentales o programas de asistencia de copago de la industria farmacéutica que ayuden a cubrir estos costos; hable con su administrador de casos o asistente social.

Si no tiene seguro, o si su seguro no cubre sus medicamentos, puede calificar para el **Programa de asistencia de medicamentos para el sida (AIDS Drug Assistance Program, ADAP)** en su estado. (Massachusetts lo llama "Programa de asistencia de medicamentos para el VIH" (HIV Drug Assistance Program, HDAP), solo para ser diferente. ¡Oye, votamos por McGovern en 1972!). Este programa proporciona medicamentos para el VIH a personas que se encuentran por debajo de un nivel de ingresos específico. La cobertura proporcionada por los programas ADAP varía de un estado al otro. Los programas de algunos estados son bastante generosos y cubren todos los medicamentos, mientras que otros son más escasos y tienen listas más cortas de medicamentos cubiertos. Si está utilizando ADAP para su cobertura de medicamentos, debe mantener su documentación al día. A menudo, las visitas médicas y los análisis se pagan con los fondos federales de la **Ley de Atención Médica Ryan White (Ryan White Care Act)** que reciben algunos proveedores o centros de tratamiento del VIH. Por último, la ACA ha facilitado que las personas con VIH califiquen para **Medicaid** o un seguro privado. En algunos estados, los fondos de Ryan White se pueden usar para pagar primas de seguro.

Las complejidades del seguro, los beneficios y los derechos varían demasiado y cambian demasiado rápido como para que pueda hacerles justicia en este libro. Cuando mis pacientes preguntan si su seguro cubrirá una prueba o tratamiento especial en particular, la triste verdad es que, excepto en circunstancias muy raras, generalmente es imposible que los proveedores lo sepan con anticipación. Mi consejo es que hable con un administrador de casos o un asistente social con experiencia en VIH y averigüe cuál es su posición. Puede buscarlos en las clínicas de VIH y en organizaciones de servicios de sida.

> **Programa de asistencia para medicamentos para el sida (ADAP)**
>
> Un programa financiado por el gobierno federal que proporciona medicamentos antirretrovirales y otros medicamentos relacionados con el VIH a quienes no tienen otra forma de pagarlos. Los programas son administrados por los estados y la cobertura varía de un estado a otro.
>
> **Ley de Atención Médica Ryan White**
>
> Un programa financiado por el gobierno que proporciona dinero a nivel estatal o local para brindar atención a las personas con VIH que no tienen seguro.
>
> **Medicaid**
>
> Un programa de seguro financiado por los gobiernos federal y estatal que brinda cobertura de atención médica a las personas con bajos ingresos y sin seguro.

45

PARTE CINCO

Inicio

¿Qué significa mi recuento de CD4?

¿Qué es una prueba de resistencia y cuándo debo hacerme una?

¿Qué vacunas necesito?

Más . . .

22. ¿Qué significa mi recuento de CD4?

Glóbulos rojos (RBC)
Célula sanguínea que transporta oxígeno a los órganos del cuerpo. Si no tiene suficientes glóbulos rojos, está anémico.

Plaqueta
Célula sanguínea que ayuda a la coagulación de la sangre. Un recuento bajo de plaquetas, que a veces puede ocurrir debido al VIH, puede provocar sangrado o moretones con facilidad.

Linfocito
Un tipo de glóbulo blanco que combate las infecciones. Las células CD4 son un tipo de linfocito.

Profilaxis
Prevención, generalmente se aplica al uso de medicamentos que se toman para prevenir infecciones oportunistas o para evitar que regresen después de haber sido tratadas.

Su sangre contiene tres tipos de células: **glóbulos rojos (red blood cell, RBC)** (de ahí viene el color), glóbulos blancos (white blood cell, WBC) y **plaquetas**. Los WBC son parte de nuestro sistema inmunitario y nos protegen de las infecciones. Los **linfocitos** son un tipo de WBC, y la célula CD4 es un tipo específico de linfocito, al que el VIH apunta directamente. Por lo tanto, todas las células CD4 son linfocitos y todos los linfocitos son WBC.

El recuento de CD4 mide la salud de su sistema inmunitario. Debe controlarse cuando se le diagnostica por primera vez para evaluar la urgencia de iniciar la ART (Pregunta 28). También nos dice si necesita ciertos medicamentos para prevenir infecciones oportunistas (Pregunta 60). Esta estrategia se llama **profilaxis**, que significa prevención.

Una vez que esté en ART, el recuento de células CD4 aumentará. Esto varía de persona a persona, pero normalmente es de 100 a 200 células de mejora en los primeros años de tratamiento. Sin embargo, algunos tienen un aumento mayor a este, otros un aumento menor. *Además* de la ART, no existen tratamientos que logren que el recuento de células CD4 aumente de forma confiable.

Una vez que esté en ART, la carga viral es una medida mucho más importante de su respuesta a la terapia que el recuento de CD4. Si su carga viral es indetectable, el objetivo de la terapia, es poco probable que alguna vez haga algún cambio basado en el recuento de CD4. Una buena respuesta a la ART es tener una carga viral indetectable (o *casi* indetectable, explicaré más sobre esto más adelante) y un recuento de CD4 superior a 500, que está casi en el rango normal. Una vez que esté en este nivel o cerca de él, no es necesario seguir controlando el recuento de células CD4, siempre que la carga viral permanezca suprimida. Puede pedirle a su proveedor que verifique su recuento de CD4 si tiene curiosidad, pero no debe hacer cambios en su tratamiento en función de los cambios en el resultado.

El recuento de CD4 puede variar de un día a otro, incluso de una hora a otra. Puede caer temporalmente cuando está enfermo y puede verse afectado por la forma en que se procesa en el laboratorio. O simplemente puede cambiar por razones desconocidas. No preste demasiada atención a un solo recuento, y no se preocupe ni se entusiasme demasiado con un solo recuento que sea más bajo o más alto, respectivamente, que los recuentos anteriores. La tendencia a lo largo de los años es mucho más importante. En caso de duda, también puede mirar el **porcentaje de CD4**, el porcentaje de sus linfocitos que son células CD4. Este número no varía tanto como el recuento de CD4; por lo tanto, si su recuento de CD4 ha cambiado pero su porcentaje de CD4 no, es probable que no sea un cambio importante. Y recuerde que un recuento de CD4 normal alto no es mejor que un recuento de CD4 normal bajo. Una vez que está por encima de 500, no importa cuál sea el número. En otras palabras, no entre en pánico cuando el recuento de CD4 "baje" de 920 a 880, todo esto es parte de la variación normal. Dado que el CD4 varía tanto para las personas con cargas virales controladas y no hacemos cambios en la terapia según los resultados, les aconsejo a mis pacientes que omitan esta prueba. Le ahorra algo de sangre y algunas preocupaciones.

Las células CD8 (o **linfocitos CD8** o **células T supresoras**) también se ven afectadas por el VIH, y sabemos

Porcentaje de CD4
El porcentaje de sus linfocitos que son células CD4.

Células CD8 (linfocitos CD8 o células T supresoras)
Células "supresoras" que completan la respuesta inmunitaria. También pueden ser células "asesinas" que matan células cancerosas y otras células que están infectadas por un virus.

> **Log (logaritmo)**
> Otra forma de expresar los resultados de la carga viral. Una carga viral de 100,000 es una carga viral de cinco logaritmos; 10,000 son cuatro logaritmos; 1,000 son tres logaritmos. Un cambio de diez veces en la carga viral es un cambio de un logaritmo. Por ejemplo, una caída en la carga viral de 100,000 a 1,000 es una "caída de dos logaritmos".

> **Marca**
> Una sola carga viral detectable con cargas virales indetectables antes y después de esta. Normalmente están por debajo de 200.

> **Falla**
> Pérdida de actividad de ART. Incluye falla virológica (carga viral detectable repetidamente) > 200 con la terapia), falla inmunológica (disminución del recuento de CD4 con la terapia) y falla clínica (empeoramiento de los síntomas con la terapia).

> **Resistencia**
> La capacidad del virus para replicarse a pesar de la presencia de medicamentos antirretrovirales.

que tener una proporción más alta de células CD4 a células CD8 (proporción CD4/CD8) es mejor que tener una proporción más baja. Sin embargo, no usamos estos números para tomar decisiones de tratamiento porque no hay nada que pueda hacer con los resultados más que tomar ART. No son pruebas recomendadas; todo lo que hacen es subir el costo del control de CD4. Si tiene acceso a sus propios informes de laboratorio, puede ver cómo esto también hace que los informes sean mucho más complicados.

23. ¿Qué es una carga viral?

La carga viral (ARN del VIH viral) mide la cantidad de VIH en la sangre. Es una medida de la actividad del virus y de qué tan bien está funcionando la ART. También se utiliza, junto con el recuento de CD4, para ayudar a decidir la urgencia de iniciar un tratamiento.

La carga viral puede variar de muy baja a muy alta. En el extremo inferior, nuestras pruebas de carga viral pueden bajar a 20, 30 o 40 copias, según la prueba específica utilizada. En el extremo superior, todas las pruebas se cuentan por millones. Es más alto durante el VIH agudo (especialmente si una persona tiene síntomas) y en personas que tienen la enfermedad avanzada que no están en tratamiento. Cuando el tratamiento es eficaz, se debe suprimir la carga viral (es decir, debe estar por debajo del límite inferior de la prueba), lo que a veces también se denomina "indetectable": generalmente menos de 20 a 40 en las pruebas que se usan con más frecuencia. Tener una carga viral suprimida no significa que no haya virus; simplemente significa que la carga viral es demasiado baja para medirla con análisis de sangre estándares. Usaré los términos suprimido e indetectable indistintamente para describir tener una carga viral de menos de 20 a 40, que es el objetivo del tratamiento.

Su carga viral debe medirse de dos a cuatro semanas después de comenzar o cambiar la terapia y luego de forma rutinaria, por lo general cada tres a cuatro meses, hasta que el resultado sea inferior entre 20 y 40. Las mediciones periódicas son muy importantes después de comenzar el tratamiento porque así es como se sabe si los medicamentos están funcionando. Si ha estado en una ART con una carga viral indetectable durante años, controlarlo cada seis meses es suficiente; de hecho, algunos de mis pacientes han estado suprimidos durante tanto tiempo que hacen un control por año. Se han ganado el privilegio de realizarse pruebas con menos frecuencia.

Después de comenzar la terapia, la carga viral debe disminuir al menos diez veces [1 **log (logaritmo)**] durante el primer mes de terapia (por ejemplo, de 100,000 a 10,000), y debe ser indetectable dentro de los tres a seis meses. Las personas que comienzan con una carga viral muy alta pueden tardar más en suprimirse que aquellas con cargas virales más bajas. La carga viral disminuirá más rápido si está tomando un inhibidor de la integrasa (Pregunta 29); por lo general, se vuelve indetectable en uno o dos meses.

Si su carga viral es detectable de vez en cuando, no entre en pánico. Puede que solo sea una **marca**, una única carga viral detectable en niveles bajos (por lo general, por debajo de 200). Las marcas pueden ser el resultado de una variación normal del análisis (ningún análisis es 100 % preciso), por lo que generalmente no hay nada de qué alarmarse, siempre que esté tomando sus medicamentos regularmente. Definimos **falla** del tratamiento

Prueba de genotipo

En el VIH, un tipo de prueba de resistencia que busca mutaciones de resistencia específicas conocidas por causar resistencia a los medicamentos antirretrovirales. Esta es la prueba más solicitada.

Prueba de fenotipo

Un tipo de prueba de resistencia que mide la capacidad del virus para replicarse en diversas concentraciones de medicamentos antirretrovirales.

Mutaciones

Cambios en la composición genética normal de un organismo debido a un error que ocurre durante la reproducción. En el caso del VIH, algunas mutaciones pueden causar resistencia, lo que permite que el virus se replique en la presencia de medicamentos antirretrovirales.

> **Hemograma completo (CBC)**
> Un análisis de sangre estándar que mide el recuento de glóbulos rojos y blancos, hematocritos, la hemoglobina y el recuento de plaquetas.

> **Hemoglobina**
> El componente transportador de oxígeno de los glóbulos rojos. Además, se usa como una medida de la cantidad de glóbulos rojos en la sangre. (Ver **hemograma completo** y anemia).

> *Las pruebas de resistencia le indican qué medicamentos funcionarán para tratar su virus en particular.*

> **Hematocrito**
> Una medida de la cantidad de glóbulos rojos en la sangre. (Ver **hemograma completo** y anemia).

cuando hay una carga viral superior a 200 *de forma reiterada*. Si ha estado suprimido en ART por un tiempo y obtiene un resultado detectable de bajo nivel entre 50 y 200, su proveedor puede pedirle que venga y repita la prueba antes de lo habitual. La mayoría de las veces, esta próxima prueba saldrá bien si todavía está tomando sus medicamentos. Estos tratamientos simplemente no fallan de forma repentina sin motivos

24. ¿Qué es una prueba de resistencia y cuándo debo hacerme una?

Las pruebas de resistencia le indican qué medicamentos funcionarán para tratar su virus en particular. No todos los virus responden a todos los medicamentos. Las pruebas de resistencia ayudan a elegir los mejores medicamentos para el tratamiento. A diferencia de los recuentos de CD4 y las cargas virales, las pruebas de resistencia no se indican con regularidad. Se indican solo por dos motivos: para averiguar si tiene un virus resistente y para averiguar si ha desarrollado **resistencia** si su tratamiento está fallando.

Debe hacerse una prueba de resistencia tan pronto como reciba el diagnóstico de VIH. Su proveedor también debe indicarle una prueba de resistencia si está fallando la terapia, para determinar qué medicamentos ya no funcionan y qué medicamentos usará después.

Hay dos tipos de pruebas de resistencia: **pruebas de genotipo** y **pruebas de fenotipo**. Las pruebas de genotipo buscan **mutaciones** (cambios) en los genes del virus que causan resistencia a medicamentos específicos. Las pruebas de fenotipo miden la capacidad del virus para replicarse (multiplicarse o reproducirse) con la presencia de los fármacos. Las pruebas de genotipo son más rápidas y económicas y casi siempre se realizan en el día. Las pruebas de fenotipo toman más tiempo y cuestan más, pero a veces se usan si las mutaciones detectadas en el genotipo son difíciles de interpretar.

Las pruebas de resistencia no son perfectas. Es posible que el laboratorio no pueda realizar la prueba si su carga viral está por debajo de 500, y las pruebas son mejores para determinar qué medicamentos *no* funcionarán en lugar de cuáles *lo harán*. Las malas noticias (evidencia de resistencia) siempre son creíbles, pero debe tomar las buenas noticias (evidencia de sensibilidad a las drogas) con cautela. No siempre pueden brindarle información confiable sobre los medicamentos que ha tomado en el pasado porque el virus resistente puede estar presente en los reservorios y ya no ser detectable. No ignore los resultados de las pruebas de resistencia anteriores. Si se detectó resistencia hace 5 años, todavía está allí, incluso si no aparece en una prueba hoy.

Hay pruebas de resistencia adicionales indicadas en algunas situaciones. Debido a que las pruebas de resistencia se desarrollaron antes de que estuvieran disponibles los medicamentos llamados inhibidores de la integrasa (Pregunta 29), muchas pruebas no detectarán la resistencia a la integrasa a menos que se indique específicamente. Afortunadamente, muchos genotipos ahora incluyen este importante grupo de drogas, ¡por fin! *GenoSure Archive* es una prueba de genotipo que se puede indicar incluso si su carga viral es < 500 o incluso está suprimida. Busca resistencia archivada: resistencia que desarrolló en el pasado que no necesariamente sería detectada por pruebas de resistencia estándares. Aunque tenemos menos experiencia clínica con esta prueba que con los genotipos estándares, tiene el potencial de

Panel completo de análisis

Un análisis de sangre estándar que mide la función renal, busca evidencia de enfermedad hepática, evalúa el estado nutricional y busca anormalidades de electrolitos (sodio, potasio).

Hepatitis

Inflamación o infección del hígado.

ADN del HBV

La "carga viral" de la hepatitis B, utilizada para hacer el diagnóstico en algunas personas con anticuerpos contra el VHB negativos y para monitorear la respuesta a la terapia contra la hepatitis B.

ARN del HCV

La "carga viral" de la hepatitis C, utilizada para confirmar el diagnóstico en personas con anticuerpos contra el HCV positivos, para hacer el diagnóstico en algunas personas con anticuerpos negativos y para monitorear la respuesta a la terapia contra la hepatitis C.

> **Prueba cutánea de la tuberculina (TST o derivado proteico purificado [PPD])**
>
> Una prueba cutánea utilizada para detectar si tiene TB. Se realiza más comúnmente en personas sin síntomas para ver si tienen TB latente (es decir, la TB que no causa ninguna enfermedad). La forma más común de TST es el PPD (derivado proteico purificado).

> **Ensayo de liberación de interferón-gamma (IGRA)**
>
> Un análisis de sangre que se usa para detectar si tiene TB; es una alternativa más fácil a la prueba cutánea de la tuberculina. Hay dos tipos disponibles, QuantiFERON-TB Gold y T-SPOT.TB.

> **Anticuerpo de inmunoglobulina G contra la toxoplasmosis**
>
> La prueba serológica detecta anticuerpos en la sangre que se produce en respuesta a una infección.

> **Toxoplasmosis**
>
> Enfermedad causada por el parásito, *Toxoplasma gondii*.

ayudar a guiar la elección de la terapia en personas que no tienen acceso a los registros médicos y las pruebas de resistencia antiguos.

25. ¿Qué otras pruebas necesito?

Aquí hay una lista de pruebas importantes. Algunas se indican solo una vez, cuando recibe el diagnóstico por primera vez, mientras que otras se ordenan de manera regular:

- **Hemograma completo (Complete blood count, CBC)**. Al inicio del estudio y cada tres a seis meses para buscar anemia (**hemoglobina** y **hematocritos**), recuento bajo de glóbulos blancos o problemas de plaquetas.
- **Panel completo de análisis**. Es al inicio del estudio y cada tres a seis meses, principalmente para evaluar el hígado y los riñones. A veces se lo denomina "panel metabólico integral".
- *Pruebas de **hepatitis***. Pruebas iniciales para hepatitis A, B y C y anticuerpos de seguimiento para A y B después de la vacunación para ver si funcionó (Preguntas 79 y 80). Si las pruebas iniciales muestran evidencia de hepatitis B o C crónica, entonces necesita más pruebas, incluidas pruebas de carga viral de hepatitis B o C (**ADN del HBV** o **ARN del HCV**). En las personas que se inyectan drogas o los hombres que tienen relaciones sexuales con hombres y están en alto riesgo, la prueba del HCV debe indicarse regularmente, al menos una vez al año.
- *Pruebas para infecciones de transmisión sexual*. Pruebas de sífilis, gonorrea y clamidia al menos una vez al año si ha sido sexualmente activa (Pregunta 89).

- *Prueba de tuberculosis*. **Prueba cutánea de tuberculina (Tuberculin skin test, TST) con derivado proteico purificado (purified protein derivative, PPD)**, o análisis de sangre con un **ensayo de liberación de interferón-gamma (interferon-gamma releasing assay, IGRA)** como QuantiFERON-TB Gold o T-SPOT. TUBERCULOSIS (TB). Estas pruebas le indican si tiene TB latente que necesita tratamiento preventivo (Pregunta 59).

- **Anticuerpo de la inmunoglobina G contra la toxoplasmosis.** Para saber si ha estado expuesto al parásito que causa la **toxoplasmosis** (Pregunta 56).

- **Prueba de Papanicolaou.** En las mujeres, para buscar **displasia cervical** (cambios en las células del cuello uterino) o cáncer. Las pruebas de Papanicolaou deben repetirse al menos una vez al año. **Pruebas de Papanicolaou anales** debe considerarse tanto en mujeres como en hombres, especialmente en aquellos que han tenido sexo anal receptivo (Pregunta 81).

- **Glucosa en ayunas** *y* **panel de lípidos**. Antes de comenzar la ART y después de forma periódica, especialmente si está tomando medicamentos contra el VIH que aumentan el colesterol, los triglicéridos y el azúcar en sangre (Pregunta 43).

- **Análisis de orina.** Para buscar problemas renales o signos de infección (Pregunta 49). Esta prueba debe ordenarse cada seis meses si está tomando un régimen de medicamentos que incluye la forma más antigua de tenofovir, llamada tenofovir DF (*Viread, Truvada, Complera, Atripla* o *Stribild*).

Otras pruebas que a veces se indican incluyen una radiografía de tórax y un ensayo HLA B*5701, para saber si es seguro tomar abacavir (Pregunta 45).

Prueba de Papanicolaou

Una prueba de diagnóstico que se usa para buscar displasia cervical y cáncer de cuello uterino. Ahora también se usa para diagnosticar displasia anal (ver **prueba de Papanicolaou anal**).

Displasia cervical

Células anormales del cuello uterino, la boca del útero, causadas por el virus del papiloma humano (human papillomavirus, HPV). Si no se trata, puede progresar a cáncer de cuello uterino.

Prueba de Papanicolaou anal

Una prueba de diagnóstico para detectar displasia anal. También llamada "citología anal".

Glucosa en ayunas

Mide los niveles de glucosa en sangre después de pasar horas sin comer.

Panel de lípidos

Un análisis de sangre que mide los niveles de lípidos en la sangre (colesterol y grasas).

26. ¿Qué vacunas necesito?

- **Toxoide tetánico (dT o Tdap)**. Todo el mundo necesita un refuerzo contra el tétanos cada diez años. Si no se ha colocado la vacuna Tdap, que incluye las vacunas contra la difteria y la tos ferina, la necesita una vez y no es necesario que espere hasta que tenga que recibir su próximo refuerzo contra el tétanos.

- **Vacuna antineumocócica**. Estas vacunas ayudan a protegerlo contra el **neumococo**, una bacteria que causa neumonía. Hay una nueva vacuna llamada Prevnar-20, que reemplaza dos vacunas anteriores que ya no se necesitan.

- **Vacuna contra la hepatitis A**. Si nunca ha tenido **hepatitis A** y no es inmune a ella (con un total positivo o un **anticuerpo de inmunoglobulina G contra la HAV**), considere recibir la serie de vacunas de dos inyecciones con una prueba de anticuerpos de seguimiento para asegurarse de que la vacuna haya funcionado. La vacuna contra la hepatitis A es especialmente importante para hombres homosexuales y bisexuales, viajeros a países con recursos limitados y personas que también tienen hepatitis B o C crónica.

- **Vacuna contra la hepatitis B**. Si nunca ha tenido hepatitis B y no es inmune a ella (con un anticuerpo de superficie positivo [HBsAb]), debe recibir la serie de vacunas de tres partes con pruebas de anticuerpos de seguimiento para asegurarse de que la vacuna haya funcionado. También hay una vacuna combinada de tres dosis (*Twinrix*) que lo protege contra la hepatitis A y B. Una nueva vacuna contra la hepatitis B llamada HEPLISAV podría funcionar para usted si la vacuna original no funcionó.

Análisis de orina
Una prueba de laboratorio estándar que busca evidencia de proteína, azúcar, sangre e infección en la orina.

Toxoide tetánico (dT o Tdap)
Una vacuna combinada que debe recibirse cada diez años para adultos, independientemente del estado serológico respecto al VIH. La vacuna Tdap (una vacuna combinada contra el tétanos, la difteria y la tos ferina) debe administrarse una vez.

Vacuna antineumocócica
Una vacuna (Prevnar 20, Pneumovax) recomendada para muchos adultos (incluidos aquellos con VIH) para prevenir la neumonía causada por el neumococo.

Neumococo
El nombre común de *Streptococcus pneumoniae*, una causa frecuente de neumonía bacteriana.

Vacuna contra la hepatitis A
Vacuna que se usa para prevenir la hepatitis A y que actúa estimulando al cuerpo a producir anticuerpos.

- **Vacuna contra la influenza ("gripe").** Una vacuna contra la gripe[1] se recomienda en el otoño, no porque las personas con VIH contraigan más gripe o una gripe peor que cualquier otra persona, sino porque es terrible contraer gripe, una posible amenaza para la vida si tiene otros problemas médicos como asma o problemas cardíacos. Obtenga la vacuna inyectable, no el aerosol nasal de virus vivo.

- **Vacuna contra el virus de la varicela zóster** *(varicela).* Si su recuento de CD4 es superior a 200, no recuerda haber tenido varicela o herpes zóster y tiene un anticuerpo de inmunoglobulina G antivaricela negativo, considere recibir esta vacuna.

- **Vacuna contra la culebrilla (herpes zóster).** Hay dos versiones de la vacuna. La versión más nueva, llamada Shingrix, es más eficaz que la antigua Zostavax (que ya no está disponible). Son dos dosis, separadas cada dos a seis meses, para todas las personas mayores de 50 años.

- **Vacuna del virus del papiloma humano (HPV)**. El mejor momento para recibir esta vacuna es antes de haber tenido relaciones sexuales, pero actualmente se recomienda para hombres y mujeres hasta los 26 años. La última recomendación es que puede recibirla hasta los 45 años si usted y su proveedor creen que aún podría beneficiarse. Previene los cánceres causados por el HPV, incluido el cáncer de cuello uterino y anal (Pregunta 81). Incluso si ya tiene afecciones relacionadas con el HPV (verrugas anogenitales, displasia cervical o anal), aún puede protegerlo contra cepas con las que no se ha infectado. Si tiene más de 26 años, aún puede

---

[1] La vacuna antigripal no provoca la gripe. Por lo general, se administra durante la temporada de frío, por lo que es inevitable que algunas personas se resfríen poco después de vacunarse y culpen a la vacuna. ¡No sea una de esas personas!

Hepatitis A
Una infección viral del hígado causada por el virus de la hepatitis A (HAV).

Anticuerpo de HAV
Un análisis de sangre para la hepatitis A.

Vacuna contra la hepatitis B
Vacuna que se usa para prevenir la hepatitis B.

Influenza ("gripe")
Una infección viral causada por el virus de la influenza que provoca fiebre, dolores musculares, síntomas respiratorios y síntomas gastrointestinales. Un resfriado fuerte no es gripe.

Virus de la varicela zóster
El virus que causa la varicela (varicela primaria) y la culebrilla (herpes zóster).

Vacuna contra la culebrilla (herpes zóster)
Una vacuna (Shingrix) recomendada para personas mayores de 50 años para prevenir la culebrilla (herpes zóster).

Virus del papiloma humano (HPV)
Un virus de transmisión sexual que causa células anormales (displasia) en el cuello uterino, el ano y la boca, lo que puede provocar cáncer si no se trata.

Vacuna antimeningocócica
Una vacuna que previene la enfermedad meningocócica.

COVID-19
Una infección con síndrome respiratorio agudo grave por coronavirus 2 o SARS-CoV-2. Los síntomas de COVID19 son variables, pero, a menudo, incluyen fiebre, tos, dolor de cabeza, fatiga, dificultad para respirar, pérdida del olfato y pérdida del gusto.

considerar vacunarse, pero es menos probable que su seguro lo cubra.

- **Vacuna antimeningocócica**. Ha habido varios casos y brotes de enfermedad meningocócica, incluida la meningitis, entre hombres homosexuales en varias partes del país. Se recomienda la vacuna antimeningocócica que cubre los serogrupos A, C, W e Y (MenACWY, *Menveo*, *Menactra*). Dos dosis separadas por al menos ocho semanas es el cronograma.

- *Vacunas contra el* **COVID-19**. Las personas con VIH responden bien a estas vacunas que salvan vidas, si aún no ha recibido la suya, este es el momento. Esto es especialmente importante ya que algunos estudios muestran que el VIH es un factor de riesgo de COVID grave.

Las vacunas para viajes internacionales se analizan en la Pregunta 93.

Las vacunas funcionan mejor cuando el sistema inmunitario es fuerte. Si pronto comenzará la ART, las vacunas serán más efectivas si espera hasta que su recuento de CD4 haya aumentado y su carga viral sea indetectable.

PARTE SEIS

Tratamiento inicial

¿Cómo funciona la terapia antirretroviral?

¿Cómo elegimos mi proveedor y yo mi primer tratamiento?

¿Por qué es tan importante la adherencia?

Más...

27. ¿Cómo funciona la terapia antirretroviral?

Los medicamentos antirretrovirales no matan ni curan el VIH; evitan que se replique (se reproduzca a sí mismo). Si detiene la replicación, evita que el virus infecte nuevas células. La supresión de la replicación también reduce la activación inmune y la inflamación que se cree que causan gran parte del daño al sistema inmunitario (Pregunta 9). Desactivar la replicación, la activación inmune y la inflamación permite que el sistema inmunitario se recupere y aumente el recuento de CD4.

La **terapia combinada** ha sido un principio rector desde mediados de la década de 1990. La razón para combinar varios medicamentos en un solo **tratamiento** (o "cóctel", ¡pero no use este término!) es para prevenir la resistencia.

Cuando el virus se reproduce, no lo hace con cuidado. Tiene prisa y comete muchos errores, que se llaman mutaciones. Miles de millones de **viriones** (partículas de virus) se producen cada día si no está en terapia. Debido a la alta tasa de error, casi todas las mutaciones que *podrían* ocurrir *ocurren* diariamente. Antes de que la ART pudiera suprimir por completo la replicación, el tratamiento para el VIH incluía uno o dos medicamentos relativamente débiles. Las mutaciones que permitieron que el virus se replicara en presencia de esas drogas podrían aparecer espontáneamente. Esos mutantes resistentes tenían en ese momento una ventaja sobre el **virus en estado natural** original (virus sensible a fármacos sin mutaciones). Con el tiempo, se seleccionaron como la **cepa** predominante y los medicamentos dejaron de ser efectivos.

Terapia combinada

El uso de más de un medicamento antirretroviral para suprimir el VIH.

Tratamiento

Una combinación de medicamentos antirretrovirales.

Viriones

Partículas de virus individuales.

Virus en estado natural

La cepa del VIH que ocurre "en estado natural", sin la presencia de medicamentos antirretrovirales que podrían seleccionarse para mutaciones. Generalmente un virus no mutante, sensible a los fármacos.

Cepa

En el caso del VIH, un tipo de virus, como en una "cepa resistente a los medicamentos".

Es mucho más difícil que el virus desarrolle espontáneamente suficientes mutaciones para causar resistencia a diversos fármacos. Además, cuando se suprime la carga viral, la replicación se detiene y el virus debe replicarse para desarrollar nuevas mutaciones. Cuando está con un tratamiento de ART que incluye suficientes medicamentos activos, la resistencia solo puede ocurrir cuando los niveles de medicamento no son lo suficientemente altos como para evitar que el virus se replique, como cuando omite dosis.

Si bien la mayoría de los tratamientos con ART actuales consisten en al menos tres medicamentos, el número tres no tiene nada de mágico. Es posible usar menos medicamentos si son lo suficientemente potentes para conducir a la supresión viral y si tienen una "barrera de resistencia" lo suficientemente alta, lo que significa que el virus necesita múltiples mutaciones para desarrollar resistencia.

28. ¿Debo comenzar el tratamiento?

¡*Sí!* Las pautas actuales de los EE. UU. recomiendan el tratamiento para *todas las personas* con VIH, ya que los beneficios para la salud son claros y el tratamiento también evita que una persona le transmita el virus a otra.

Lo que es diferente de persona a persona es la urgencia de iniciar el tratamiento. Si ya ha tenido una complicación del VIH, o un diagnóstico de sida, o simplemente un recuento de células CD4 inferior a 200, debe comenzar la ART ahora mismo. La única excepción a esta regla es para las personas con una infección oportunista llamada meningitis criptocócica. En esta condición, es mejor comenzar el tratamiento para esta infección un

Los medicamentos antirretrovirales no matan el VIH; evitan que se replique (se reproduzca a sí mismo).

par de semanas antes de comenzar la ART. Sin embargo, de nuevo, esta es la excepción a la regla.

Si tiene VIH y está embarazada, también debe comenzar la ART ahora. Este tratamiento evita que le transmita el virus a su bebé por nacer.

¿Qué sucede si está más saludable y tiene un recuento de células CD4 más alto? Los beneficios para usted, y para los demás, aún hacen que valga la pena comenzar con la ART, y le recomiendo que lo haga lo antes posible. Sin embargo, no es una emergencia. Pero lo que descubrí es que cuando hablo de todos los beneficios de la ART con mis pacientes, por lo general, quieren comenzar el día que los conozco, ¡y eso está bien! No hay ninguna razón médica por la que deba retrasarse. De hecho, algunos estudios muestran que es más probable que las personas con VIH continúen cuidándose si se les receta ART en su primera visita.

Hay otras razones para comenzar la ART independientemente de su recuento de CD4:

- *Hepatitis B.* Puede tratar el VIH la hepatitis B con los mismos medicamentos (Pregunta 80).
- *Nefropatía asociada al VIH (HIV-associated nephropathy, HIVAN).* La ART es el único tratamiento eficaz (Pregunta 49).
- *Cardiopatía coronaria (o alto riesgo cardíaco).* El VIH aumenta el riesgo de sufrir enfermedades cardíacas (Pregunta 47).
- *Riesgo de transmisión sexual.* Disminuir su carga viral lo hace menos infeccioso para los demás (Pregunta 86).

Solo hay un grupo de personas con VIH en el que la ART no ha demostrado ser beneficiosa. Aproximadamente una de cada mil personas con VIH no tiene una carga viral detectable, incluso sin estar en tratamiento contra el VIH. Para ellos, su sistema inmunitario está haciendo el trabajo de la ART para controlar la replicación viral. Estas personas con cargas virales indetectables sin tratamiento se denominan **controladores de élite** o **controladores no virémicos**. El tratamiento de los controladores de élite puede beneficiarlos al disminuir la inflamación crónica y la activación inmune que podría causar complicaciones a largo plazo. Sin embargo, dado que este beneficio aún es teórico, no insisto demasiado, siempre que tengan recuentos de CD4 normales y estables. En mi experiencia, algunos controladores de élite han optado por hacer un tratamiento y otros prefieren el control periódico. Es muy importante que se lleve a cabo este control, porque algunas personas con el tiempo pierden el control de la replicación viral, y luego definitivamente necesitan comenzar con el tratamiento.

Controladores de élite (o controladores no virémicos)

Personas infectadas por el VIH con recuentos de CD4 altos y cargas virales indetectables sin tratamiento.

29. ¿Cuáles son las clases de medicamentos antirretrovirales y por qué son importantes?

El VIH pasa por varias etapas en su ciclo de vida, comenzando con su entrada en una célula humana y terminando con la liberación de nuevas partículas virales en el torrente sanguíneo que luego infectan nuevas células. Esto se llama el ciclo de vida viral (Figura 1). Los medicamentos antirretrovirales funcionan al interferir con una de las etapas del ciclo de vida y se clasifican según la etapa que inhiben. Hablar de **clases de medicamentos** y etapas del ciclo de vida se vuelve un poco técnico, pero aprenderlo tiene algo de valor. Los medicamentos dentro de una clase determinada comparten algunas características, como la eficacia y

Clases de medicamentos

Categorías o grupos de medicamentos contra el VIH que se clasifican por cómo funcionan y la etapa del ciclo de vida viral a la que está dirigido.

Los medicamentos antirretrovirales funcionan al interferir con una de las etapas del ciclo de vida y se clasifican según la etapa que inhiben.

Entrada
El proceso por el cual el VIH ingresa a las células humanas.

Inhibidores de entrada
Medicamentos que bloquean la entrada del virus en la célula CD4.

Unión
La primera etapa de entrada, en la que el virus se une al receptor CD4. Los inhibidores de unión bloquearían este paso, aunque ninguno está aprobado actualmente.

gp120
La parte de la envoltura (superficie exterior) del VIH que se une a los receptores en la superficie de la célula CD4, lo que permite la entrada a la célula.

los efectos secundarios. Además, si es un fanático de la ciencia, es genial. Los medicamentos se mencionan por categoría en **la Tabla 3**.

1. **Entrada** en la célula CD4 (**inhibidores de entrada**). Esta etapa tiene tres subetapas:

   a. **Unión** de **gp120**, una parte de la **envoltura** (la parte exterior del virus) al **receptor CD4** en la superficie de la célula CD4. Un medicamento que bloquea el apego es el ibalizumab, un anticuerpo monoclonal que se une al receptor CD4 y bloquea la entrada del virus. Otro medicamento llamado fostemsavir que también bloquea la unión.

   b. Unión de correceptores al gp120. Hay dos **correceptores** (o **quimiocinas**) en la superficie celular: CCR5 y CXCR4. Maraviroc (*Selzentry*) es un medicamento que bloquea el CCR5 (**antagonista del CCR5**). No tenemos ningún medicamento que bloquee la unión de CXCR4. Antes de usar un inhibidor de CCR5, necesita un análisis de sangre especial llamado **ensayo de tropismo** para asegurarse de que tiene el **virus de R5** (virus que ingresa a la célula usando solo el correceptor CCR5). Si parte de su virus ingresa a través de CXCR4 (**virus X4** o **virus dual/mixto [D/M]**), maraviroc no funcionará.

   c. **Fusión** (combinación) del revestimiento del virus con la superficie de la célula CD4, lo que permite que el material genético (ARN) del virus entre en la célula. La enfuvirtida (T-20, *Fuzeon*) es un medicamento inyectable aprobado que rara vez se utiliza, ya que nuestros tratamientos actuales son mucho más fáciles de tomar.

Tabla 3 Tratamientos de un comprimido coformulado (se revisó por última vez el 18 de febrero de 2023)

La siguiente tabla incluye recomendaciones de dosis para productos de STR aprobados por la FDA. Los medicamentos mencionados en esta tabla están ordenados alfabéticamente por nombre comercial dentro de cada sección.

Nombre comercial (abreviaturas)	Medicamentos ARV incluidos en el STR	Recomendación de la dosis
INSTI más dos NRTI		
Biktarvy (BIC/TAF/FTC)	Bictegravir 50 mg/tenofovir alafenamida 25 mg/emtricitabina 200 mg	Un comprimido una vez al día
Genvoya (EVG/c/TAF/FTC)	Elvitegravir 150 mg/cobicistat 150 mg/tenofovir alafenamida 10 mg/emtricitabina 200 mg	Un comprimido una vez al día con los alimentos
Stribild (EVG/c/TDF/FTC)	Elvitegravir 150 mg/cobicistat 150 mg/tenofovir disoproxil fumarato 300 mg/emtricitabina 200 mg	Un comprimido una vez al día con los alimentos
Triumeq (DTG/ABC/3TC)	Dolutegravir 50 mg/abacavir 600 mg/lamivudina 300 mg	Un comprimido una vez al día
INSTI más un NRTI		
Dovato (DTG/3TC)	Dolutegravir 50 mg/lamivudina 300 mg	Un comprimido una vez al día
PI más dos NRTI		
Symtuza (DRV/c/TAF/FTC)	Darunavir 800 mg/cobicistat 150 mg/tenofovir alafenamida 10 mg/emtricitabina 200 mg	Un comprimido una vez al día con los alimentos
NNRTI más dos NRTI		
Atripla (EFV/TDF/FTC)	Efavirenz 600 mg/tenofovir disoproxil fumarato 300 mg/emtricitabina 200 mg	Un comprimido una vez al día con el estómago vacío, preferiblemente a la hora de acostarse

(continued)

Tabla 3 Tratamientos de un comprimido coformulado (se revisó por última vez el 18 de febrero de 2023) (*continued*)

Nombre comercial (abreviaturas)	Medicamentos ARV incluidos en el STR	Recomendación de la dosis
Complera (RPV/TDF/FTC)	Rilpivirina 25 mg/tenofovir disoproxil fumarato 300 mg/ emtricitabina 200 mg	Un comprimido una vez al día con una comida
Delstrigo (DOR/TDF/3TC)	Doravirina 100 mg/tenofovir disoproxil fumarato 300 mg/ lamivudina 300 mg	Un comprimido una vez al día
Odefsey (RPV/TAF/FTC)	Rilpivirina 25 mg/tenofovir alafenamida 25 mg/emtricitabina 200 mg	Un comprimido una vez al día con una comida
Symfi (EFV/TDF/3TC)	Efavirenz 600 mg/tenofovir disoproxil fumarato 300 mg/ lamivudina 300 mg	Un comprimido una vez al día con el estómago vacío, preferiblemente a la hora de acostarse
Symfi Lo (EFV/TDF/3TC)	Efavirenz 400 mg/tenofovir disoproxil fumarato 300 mg/ lamivudina 300 mg	Un comprimido una vez al día con el estómago vacío, preferiblemente a la hora de acostarse
INSTI más un NNRTI		
Juluca (DTG/RPV)	Dolutegravir 50 mg/rilpivirina 25 mg	Un comprimido una vez al día con una comida

Referencia: 3TC = lamivudina; ABC = abacavir; ARV = antirretroviral; BIC = bictegravir; c = cobicistato; DOR = doravirina; DRV = darunavir; DTG = dolutegravir; EFV = efavirenz; EVG = elvitegravir; FDA = Administración de Alimentos y Medicamentos; FTC = emtricitabina; INSTI = inhibidor de transferencia de la cadena de integrasa; NNRTI = inhibidor no nucleósido de la transcriptasa inversa; NRTI = inhibidor nucleósido de la transcriptasa inversa; PI = inhibidor de la proteasa; RPV = rilpivirina; STR = tratamiento de un comprimido; TAF = tenofovir alafenamida; TDF = tenofovir disoproxil fumarato

Envoltura
La superficie exterior del virus del VIH.

2. **La transcripción inversa** convierte el ARN viral en ADN. Se llama "inversa" porque es lo opuesto a la transcripción normal, que convierte el ADN en ARN. Este proceso requiere

transcriptasa inversa (reverse transcriptase, RT), una enzima (proteína) que se introduce en la célula desde el virus. Hay dos tipos de inhibidores de la transcriptasa inversa:

   a. **Los inhibidores análogos de los nucleósidos de la transcriptasa inversa (nucleoside analog reverse transcriptase inhibitor, NRTI)** imitan los componentes básicos normales del ADN. Se insertan en la cadena de ADN en crecimiento, pero debido a que no son los nucleósidos correctos, interfieren con el proceso y evitan que se forme la cadena de ADN.

   b. **Los inhibidores no nucleósidos de la transcriptasa inversa (Non-nucleoside reverse transcriptase inhibitor, NNRTI)** detienen el mismo proceso, pero lo hacen uniéndose directamente a la enzima transcriptasa inversa, lo que evita que haga el trabajo sucio.

3. **La integración** es la inserción del ADN viral recién creado en el ADN humano, en el núcleo de la célula. Este paso requiere una enzima viral llamada **integrasa**. **Los inhibidores de la integrasa** evitan que la integrasa haga su trabajo. A veces se denominan "inhibidores de transferencia de la cadena de integrasa" (integrase strand transfer inhibitor, INSTI).

4. **Los inhibidores de la proteasa** (Protease Inhibitors, PI) bloquean una etapa tardía del ciclo de vida viral en la que las proteínas creadas a partir del ADN viral se cortan para crear los componentes básicos de las nuevas partículas virales.

5. Los inhibidores de la maduración son algo así como los inhibidores de la proteasa, pero bloquean la escisión de las proteínas virales de una manera diferente. Aunque algunos

---

Receptor CD4

Una proteína en la superficie de la célula CD4 a la que se une el virus antes de ingresar a la célula.

Correceptores (o quimiocinas)

Proteínas en la superficie de la célula CD4 y otras células a las que se une el virus después de unirse al receptor CD4, pero antes de ingresar a la célula. Hay dos correceptores: CCR5 y CXCR4.

Antagonista de CCR5

Un medicamento que bloquea el CCR5.

Ensayo de tropismo

Un análisis de sangre que se usa para averiguar si su virus ingresa a la célula CD4 con el correceptor CCR5 (virus R5) o el correceptor CXCR4 (virus X4) o ambos correceptores. Esta prueba es necesaria antes de tomar un inhibidor de CCR5, que solo debe usarse con el virus R5.

> **Virus r5**
> VIH que ingresa a la célula CD4 con el correceptor CCR5. Este tipo de virus se puede tratar con inhibidores de CCR5 (ver Correceptor).

> **Virus X4 o dual/mixto (D/M)**
> VIH que ingresa a la célula CD4 con el correceptor CXCR4, o ambos receptores. El virus X4 no se puede tratar con inhibidores de CCR5.

> **Fusión**
> La etapa final de entrada en la que la envoltura del virus se fusiona (se combina) con la membrana de la célula, lo que permite la entrada del virus a las células. Un inhibidor de fusión bloquea este proceso.

> **Transcripción inversa**
> La conversión de ARN viral en ADN por transcriptasa inversa. (La transcripción normal implica la conversión de ADN en ARN).

medicamentos experimentales se han dirigido a este paso en la replicación viral, actualmente no hay ninguno disponible.

6. Los inhibidores de la cápside actúan en varios pasos del ciclo de vida viral, ya que la cápside (una estructura que rodea el genoma del virus) es necesaria para la importación del virus a la célula y también para la formación de nuevos viriones. El único inhibidor de la cápside actualmente disponible es lenacapavir.

30. ¿Cómo elegimos mi proveedor y yo mi primer tratamiento?

Trate de hacerse una prueba de resistencia inicial (Pregunta 24) antes de comenzar su primer tratamiento. Si bien este paso no es tan importante como solía ser cuando nuestros medicamentos eran más débiles, una vez que este comience con el tratamiento, la prueba ya no se puede realizar, debido a que su carga viral será demasiado baja para la prueba. Sin embargo, la buena noticia es que, si está comenzando un tratamiento recomendado que incluye dos NRTI y un INSTI, no debe esperar a recibir los resultados antes de comenzar.

Su proveedor debe saber algunas cosas sobre usted para ayudar a determinar el mejor tratamiento. ¿Qué otras afecciones médicas tiene? ¿Qué medicamentos toma? ¿Tienes grandes planes de viajes o eventos que se aproximen? ¿Tiene los riñones y el hígado en buen estado? ¿Cómo es su horario diario? ¿Come comidas regulares? ¿Le preocupa que pueda omitir dosis o suspender la terapia periódicamente? Si es mujer, ¿hay posibilidad de que quede embarazada?

También hay preguntas que debe hacerle a su proveedor, enfermero o farmacéutico antes de comenzar. ¿Debo tomar mis medicamentos con o sin alimentos? ¿Importa la hora del día en que tomo los medicamentos? ¿Cómo obtengo reposiciones? ¿Qué pasa si me retraso con una dosis (Pregunta 31)? Si me quedo sin un medicamento, ¿debo seguir tomando los demás? ¿Qué efectos secundarios puedo esperar y qué debo hacer si tengo ciertos efectos secundarios (Pregunta 32)? No comience la terapia hasta que se hayan respondido sus preguntas.

La **Tabla 4** enumera las ventajas y desventajas de los diversos medicamentos, las píldoras combinadas y los tratamientos de un comprimido. Todos los tratamientos iniciales recomendados y alternativos incluyen un NNRTI, un inhibidor de la proteasa (PI) o un inhibidor de la integrasa (a veces se abrevia INSTI para "inhibidor de transferencia de la cadena de integrasa" porque "II" suena y se ve demasiado raro). Estos agentes casi siempre se usan en combinación con dos NRTI, a los que a veces se les llama la "columna nuclear", aunque no me gusta ese término, ya que todos los componentes de un régimen son importantes. La única opción para la terapia inicial que no usa tres fármacos activos es dolutegravir más lamivudina, que viene en un solo comprimido. Es la mejor opción si no puede tomar tenofovir o abacavir, pero lo más importante es que solo puede usarse si la carga viral es < 500,000, el genotipo no muestra resistencia y la prueba de hepatitis B crónica es negativa. Dadas estas limitaciones, la mayoría de las personas comenzarán con tres fármacos activos.

Durante muchos años, los dos pares de NRTI recomendados han sido tenofovir/emtricitabina y abacavir/lamivudina. Ahora hay dos formas de tenofovir: el tenofovir disoproxil fumarato (TDF) original y el

---

Inhibidores análogos de los nucleósidos de la transcriptasa inversa (NRTI)

Una clase de medicamentos antirretrovirales que bloquea la transcripción inversa del ARN viral en ADN al imitar los nucleósidos, los componentes básicos normales del ADN.

Inhibidores no nucleósidos de la transcriptasa inversa (NNRTI)

Una clase de medicamentos antirretrovirales que bloquea la transcripción inversa del ARN viral en ADN al interferir con la actividad de la transcriptasa inversa.

Integración

La inserción de ADN viral en ADN humano en el núcleo de la célula.

Integrasa

Enzima viral que permite la integración (inserción) del ADN viral en el ADN humano.

Tabla 4 Ventajas y desventajas de los medicamentos y tratamientos antirretrovirales para la terapia inicial. Todos los tratamientos iniciales recomendados y alternativos consisten en un par de inhibidores nucleósidos de la transcriptasa inversa más un agente externo activo de una clase diferente. La única excepción es lamivudina más dolutegravir, que es un tratamiento alternativo para las personas que no pueden tomar ni abacavir ni tenofovir. No se mencionan los medicamentos que ya no se recomiendan debido a los efectos secundarios u otros problemas.

A. Pares de inhibidores nucleósidos de la transcriptasa inversa (NRTI)

Medicamento o medicamentos	Formularios y nombres de marca	Ventajas	Desventajas
Abacavir/ lamivudina (ABC/3TC)	*Epzicom* o genérico y parte de *Triumeq* (ABC/3TC/DTG)	Sin toxicidad renal ni ósea. Coformulado con DTG como un tratamiento inicial recomendado.	Debe realizar una prueba previa con HLA B*5701 para evitar la reacción de hipersensibilidad ABC. Menos eficaz que TDF/FTC cuando se combina con EFV o ATV/r en personas con cargas virales superiores a 100,000. Puede aumentar el riesgo de infarto de miocardio. A diferencia de las combinaciones basadas en tenofovir, no es suficiente para el tratamiento de la hepatitis B.
Tenofovir AF/ emtricitabina (TAF/FTC)	*Descovy* y parte de *Genvoya*, *Odefsey*, *Biktarvy* y *Symtuza*	Menos toxicidad renal y ósea que tenofovir DF. Un par de NRTI inicial recomendado con varios agentes externos. Se puede usar para tratar el VIH y la hepatitis B.	No disminuye los lípidos como tenofovir DF. Será más costoso que tenofovir DF/FTC cuando sea genérico. Las personas que reciben tratamientos con TAF/FTC aumentan más de peso que las que reciben tratamientos con TDF/FTC.
Tenofovir DF/ emtricitabina (TDF/FTC)	*Truvada* y parte de *Atripla*, *Complera* y *Stribild* (TDF/FTC/EVG/c)	Disminuye los niveles de lípidos. Se puede usar para tratar el VIH y la hepatitis B.	Puede causar problemas renales, especialmente en personas con otros riesgos de enfermedad renal (diabetes, hipertensión arterial). Causa más pérdida de densidad ósea que otros medicamentos.

TRATAMIENTO INICIAL

Medicamento o medicamentos	Formularios y nombres de marca	Ventajas	Desventajas
Tenofovir DF/ lamivudina (3TC)	Genérico y parte de *Delstrigo*	Menos costoso que TDF/FTC y TAF/FTC	Similar a TDF/FTC

B. Inhibidores no nucleósidos de la transcriptasa inversa (NNRTI)

Medicamento o medicamentos	Formularios y nombres de marca	Ventajas	Desventajas
Doravirina (DOR)	*Pifeltro* y parte de *Delstrigo*	Menos sarpullido y menos efectos secundarios en el sistema nervioso central que efavirenz. Menos interacciones farmacológicas que con la rilpivirina. Perfil lipídico favorable. Puede tomarse con o sin alimentos. Perfil de resistencia diferente en comparación con otros NNRTI. Disponible como un STR (Delstrigo).	No disponible con TAF/FTC como un STR. No se ha probado en ensayos clínicos contra un inhibidor de la integrasa.
Efavirenz (EFV)	*Sustiva* o genérico, y como parte de *Symfi* o *Symfi Lo*	Fue parte del primer STR, por lo tiene una amplia experiencia clínica a nivel mundial. Permanece en la sangre durante mucho tiempo, por lo que "perdona" el hecho de olvidar dosis. Conserva la actividad incluso con cargas virales altas.	Puede causar efectos secundarios neurológicos o psiquiátricos, especialmente en las primeras semanas, pero también puede haber efectos a largo plazo. Puede causar un sarpullido. Resistencia común si falla el tratamiento. La forma más común de resistencia transmitida es a efavirenz. No hay versión TAF disponible.

(continued)

Tabla 4 Ventajas y desventajas de los medicamentos y tratamientos antirretrovirales para la terapia inicial. (*continued*)

Medicamento o medicamentos	Formularios y nombres de marca	Ventajas	Desventajas
Etravirina (ETR)	*Intelence*	A menudo, está activo incluso cuando hay resistencia a EFV y NVP. Se puede disolver en agua para aquellos que no pueden tragar píldoras.	No recomendado para la terapia inicial. Muchas interacciones farmacológicas. La formulación del comprimido es arenosa, difícil de tragar para algunas personas.
Nevirapina (NVP)	*Viramune*, *Viramune* XR o genérico	Económico.	Puede causar toxicidad hepática o erupción cutánea graves durante las primeras semanas, especialmente en mujeres con recuentos de CD4 superiores a 250 previos al tratamiento, o en hombres con recuentos superiores a 400. Resistencia común si falla el tratamiento.
Rilpivirina (RPV)	*Edurant* y como parte de *Complera*, *Odefsey* o *Juluca*	Menos sarpullido y menos efectos secundarios neurológicos que EFV. No aumenta tanto los lípidos como el EFV. Dosis muy baja; por lo tanto, el tamaño del comprimido es pequeño.	Debe tomarse con una comida. No se puede tomar con inhibidores de la bomba de protones y otros medicamentos utilizados para tratar el reflujo y las úlceras. Resistencia común si falla el tratamiento. No es tan efectivo si la carga viral es $>$ 100,000 o el recuento de células CD4 es $<$ 200.

C. Inhibidores de la proteasa (PI). Todos se deben administrar con los "refuerzos" ritonavir o cobicistat.

Atazanavir (ATV) más ritonavir (RTV) o atazanavir/ cobicistat (c)	*Reyataz* o *Evotaz* (ATV/c)	Resistencia poco común con falla. Los PI solos no están relacionados con un mayor riesgo de enfermedad cardiovascular.	Muchas interacciones farmacológicas. Puede causar ictericia. Debe tomarse con los alimentos. Puede causar cálculos renales, cálculos biliares o problemas renales.

TRATAMIENTO INICIAL

Medicamento o medicamentos	Formularios y nombres de marca	Ventajas	Desventajas
Darunavir (DRV) más ritonavir o darunavir/cobicistat (c)	*Prezista* o *Prezcobix* (DRV/c) y parte de *Symtuza*	PI mejor tolerado. Resistencia improbable con falla. El PI solo está disponible como un tratamiento de un comprimido (Symtuza, TAF/FTC/DRV/c).	Muchas interacciones farmacológicas. Debe tomarse con los alimentos. Puede causar un sarpullido. Puede aumentar el riesgo cardiovascular.

D. Inhibidores de transferencia de la cadena de integrasa (INSTI)

Medicamento o medicamentos	Formularios y nombres de marca	Ventajas	Desventajas
Bictegravir (BIC)	*Biktarvy* (TAF/FTC/BIC)	Pocos efectos secundarios. Pocas interacciones farmacológicas. Mayor barrera a la resistencia que RAL o EVG. Solo INSTI sin refuerzo con tenofovir como parte de un STR.	Aumenta la creatinina sérica (pero no daña los riñones). Está asociado con más aumento de peso que los tratamientos no basados en INSTI. No se puede usar con TB activa ya que la rifampicina (un medicamento para la TB) disminuye los niveles de bictegravir.
Dolutegravir (DTG)	*Tivicay* o parte de *Triumeq* o *Juluca* o *Dovato*	Pocos efectos secundarios. Pocas interacciones farmacológicas. Mayor barrera a la resistencia que RAL o EVG. Se puede usar con TB activa (dosis duplicada con rifampicina). Tratamientos de dos medicamentos de DTG/RPV (Juluca) y DTG/3TC (Dovato), ambas opciones son para las personas que no pueden tomar ABC o tenofovir.	Aumenta la creatinina sérica (pero no daña los riñones). Está asociado con más aumento de peso que los tratamientos no basados en INSTI. DTG aumenta los niveles de metformina, puede requerir una disminución de la dosis. El DTG/3TC no se probado en personas con cargas virales iniciales > 500,000 El DTG/RPV solo está aprobado para la terapia de cambio, no para tratamiento inicial.

(continued)

TRATAMIENTO INICIAL

Tabla 4 Ventajas y desventajas de los medicamentos y tratamientos antirretrovirales para la terapia inicial. (*continued*)

Medicamento o medicamentos	Formularios y nombres de marca	Ventajas	Desventajas
Elvitegravir (EVG)	Parte de *Stribild* o *Genvoya*	Pocos efectos secundarios. Mejor tolerado que el EFV.	Muchas interacciones farmacológicas. Debe tomarse con los alimentos. Aumenta la creatinina sérica (pero no daña los riñones). Barrera de resistencia más baja que BIC y DTG.
Raltegravir (RAL)	*Isentress* o *Isentress HD*	Pocos efectos secundarios. Pocas interacciones farmacológicas.	Dos píldoras. No hay coformulación disponible. Barrera de resistencia más baja que BIC y DTG.

Inhibidor de la integrasa

Un medicamento antirretroviral que bloquea el proceso de integración. A menudo, se abrevia INSTI, que significa "inhibidores de transferencia de la cadena de integrasa" (integrase strand transfer inhibitor).

Proteasa

Una enzima viral que corta las proteínas virales grandes en proteínas más pequeñas, que luego se utilizan para crear nuevas partículas virales. Un inhibidor de la proteasa (PI) es un medicamento antirretroviral que bloquea este proceso.

tenofovir alafenamida (TAF) más nuevo. El TDF a veces puede causar daño renal o pérdida de densidad ósea, lo que no parece ocurrir con el TAF. Por ese motivo, TAF/emtricitabina (*Descovy* y parte de Biktarvy, *Genvoya* y *Odefsey*) está reemplazando a TDF/emtricitabina (*Truvada* y parte de *Stribild*, *Complera* y *Atripla*). Existe controversia sobre si el abacavir aumenta el riesgo de sufrir un infarto de miocardio, que es principalmente un problema para las personas que ya tienen un factor de riesgo cardíaco. Necesita una prueba **HLA B*5701** antes de empezar cualquier tratamiento con abacavir (*Ziagen*, *Epivir*, *Trizivir*, *Triumeq*), ya que puede causar una reacción alérgica grave en quienes tienen un resultado positivo, tan grave que algunas personas han necesitado hospitalización o incluso han muerto. Así que asegúrese de hacerse esa prueba si su proveedor quiere usar abacavir. En personas con cargas virales superiores a 100,000, *Epzicom* fue menos efectivo que *Truvada* en combinación con algunos agentes externos, pero eso no se aplica cuando se combina con dolutegravir (generalmente en forma de *Triumeq*).

En cuanto a los agentes externos, los INSTI se han convertido en la forma preferida de comenzar en función de su excelente seguridad y tolerabilidad en los **ensayos clínicos**, con una eficacia al menos tan buena como la de los PI o los NNRTI y, a veces, mejor. Raltegravir (*Isentress*) fue el primer INSTI y, aunque es un fármaco excelente, consta de dos píldoras separadas y no está disponible en un tratamiento de un comprimido (STR). Raltegravir tiene pocas interacciones farmacológicas, una ventaja para algunas personas que toman varios medicamentos. *Stribild* y *Genvoya* son STR que combinan elvitegravir (un INSTI), cobicistat (un fármaco que aumenta los niveles de elvitegravir) y la combinación de NRTI de TDF/emtricitabina (*Stribild*) o TAF/emtricitabina (*Genvoya*). Son bien tolerados y efectivos, aunque el cobicistat tiene interacciones farmacológicas similares a las del ritonavir (*Norvir*) (Pregunta 34). Debido a que contiene TAF, *Genvoya* está reemplazando rápidamente a *Stribild*. Cobicistat está disponible como un producto independiente (*Tybost*), pero no se usa con frecuencia.

Dolutegravir (*Tivicay*) y bictegravir, a menudo, se denominan INSTI de "segunda generación" para distinguirlos de raltegravir y elvitegravir. Ambos tienen una barrera más alta a la resistencia que los medicamentos anteriores. Esto significa que si las personas los toman de manera irregular como parte de un tratamiento combinado, es *mucho* menos probable que haya resistencia con dolutegravir y bictegravir que con raltegravir y elvitegravir. Dolutegravir se puede recetar con *Descovy* o *Truvada* o como un STR con ABC y 3TC (*Triumeq*)

HLA B*5701

Un análisis de sangre que se usa para predecir la probabilidad de la reacción de hipersensibilidad a abacavir (abacavir hypersensitivity reaction, HSR), que es una reacción alérgica grave. Si la prueba es positiva, no debe tomar abacavir. Si es negativo, es muy poco probable que desarrolle HSR.

Ensayo clínico

Un estudio en el que se prueba un tratamiento para una afección médica en voluntarios humanos para determinar la seguridad o la eficacia del tratamiento.

o solo 3TC (*Dovato*). Bictegravir está coformulado con tenofovir AF y emtricitabina como tratamiento de un comprimido *Biktarvy*.

Aunque los INSTI (en particular, dolutegravir y bictegravir) se han convertido en los terceros medicamentos predeterminados para usar con un par de NRTI, no son perfectos. Algunas personas experimentan dolor de cabeza o insomnio cuando toman INSTI. Y aunque todas las personas con VIH aumentan de peso cuando comienzan el tratamiento, probablemente porque su salud está mejorando, las personas que toman el tratamiento basado en INSTI parecen aumentar más de peso. Aún no está claro por qué sucede esto, y si el aumento de peso es simplemente la ausencia de efectos secundarios, como náuseas, o se debe a un efecto directo de los INSTI sobre el apetito.

Entre los NNRTI, efavirenz (*Sustiva*, y en combinación con TDF/FTC como *Atripla*) ha sido el NNRTI preferido durante años debido a su seguridad y eficacia a largo plazo en muchos ensayos clínicos. Desafortunadamente, causa efectos secundarios "neuropsiquiátricos" (mareos, sueños vívidos, pesadillas, pensamientos confusos y "obnibulación") durante los primeros días o semanas (Pregunta 52). Algunos efectos secundarios pueden ser más duraderos, incluida la depresión. Como resultado, se está volviendo menos popular debido a todos los demás tratamientos a los que uno no debe acostumbrarse. Además, no existe una versión de *Atripla* que contenga TAF, lo cual es otra desventaja de esta combinación. Doravirine (Pifeltro) es el fármaco más nuevo en la clase de NNRTI y tiene menos efectos secundarios que efavirenz. Viene coformulado con TDF/3TC como un tratamiento de un comprimido (*Delstrigo*). La rilpivirina (*Edurant*, y en combinación con TAF/FTC como *Odefsey* y con TDF/FTC como *Complera* o *Eviplera*, según el país en el que viva) se tolera mejor que efavirenz, pero debe tomarse con una comida, y no lo tome con medicamentos como los inhibidores de la bomba de protones, que se usan para tratar la acidez estomacal, el reflujo y las úlceras. La nevirapina (*Viramune*) ha caído en desgracia, principalmente porque puede tener efectos secundarios tempranos y graves en personas que comienzan la terapia con recuentos altos de CD4. Ya no se recomienda la delavirdina (*Rescriptor*), y la etravirina (*Intelence*) generalmente no se usa como terapia inicial.

Hoy en día, los PI casi siempre se administran como un **inhibidor de la proteasa potenciado**, ya sea con dosis bajas de ritonavir (*Norvir*), un PI que es demasiado tóxico para usar en dosis completa, o con cobicistat (*Tybost* o incluido en *Prezcobix* y *Reyataz*). Estos farmacopotenciadores o "refuerzos" aumentan los niveles de medicamento de los PI, aumentando su potencia y permitiéndole tomarlos con menos frecuencia o con menos píldoras. Una clara ventaja de los tratamientos de PI potenciados es que son prácticamente a prueba de resistencia, lo que los convierte en buenas opciones para las personas que no son constantes para tomar los medicamentos con regularidad. (Esa ventaja solo se aplica a los PI, pero no al elvitegravir potenciado con cobicistat en *Genvoya* y *Stribild*). Sin embargo, dolutegravir (*Tivcay*, e incluido en *Triumeq*) y bictegravir (incluido en *Biktarvy*) tienen la misma ventaja con menos efectos secundarios e interacciones farmacológicas. El PI preferido para la terapia inicial es darunavir (*Prezista*), con atazanavir (*Reyataz*) en segundo lugar porque no fue tan bien tolerado en un ensayo comparativo grande. Ambos medicamentos están disponibles en combinación con cobicistat, como *Evotaz*

Inhibidores de la proteasa potenciados

Estos combinan un inhibidor de la proteasa (PI) con cobicistat o con una dosis baja de ritonavir (Norvir), otro PI que se usa solo para aumentar los niveles de medicamento y prolongar la vida media de otros PI.

y *Prezcobix*, por lo que ya no es necesario tomar dosis separadas de *Norvir*. A veces, se puede elegir atazanavir en lugar de darunavir si se necesita usar un PI porque no parece aumentar el riesgo de infartos de miocardio, un efecto secundario que se observa con todos los demás medicamentos de esta clase. Existen pocos motivos para usar cualquiera de los PI más antiguos.

31. ¿Por qué es tan importante la adherencia?

Adherencia (o cumplimiento) es la palabra que usamos para describir su capacidad para "cumplir" con las recomendaciones de tratamiento, lo que incluye tomar medicamentos y asistir a las citas clínicas. La adherencia es importante para cualquier tratamiento médico, pero es *especialmente* importante para el VIH debido al riesgo de resistencia a los medicamentos. Si no cumpliera con sus medicamentos para la hipertensión arterial, podría dañarle el corazón, los riñones o la vista, pero los medicamentos seguirían funcionando una vez que comenzara a tomarlos adecuadamente. No importa lo malo que sea para mantener la diabetes bajo control, la insulina funcionará cuando la tome. Por el contrario, el VIH es un organismo vivo cuya única razón para vivir es replicarse (reproducirse). La ART detiene esa replicación. Las dosis omitidas y las interrupciones en el tratamiento permiten que los niveles de medicamento bajen. Si bajan lo suficientemente, el virus comienza a replicarse nuevamente. Cuando lo hace, los mutantes resistentes (partículas de virus que pueden replicarse en presencia de medicamentos) tienen una ventaja sobre las cepas sensibles a los medicamentos. Eventualmente pueden reemplazar al virus no resistente (en estado natural) como la cepa viral dominante.

Adherencia (o cumplimiento)
El término utilizado para referirse al comportamiento de un paciente con respecto al seguimiento de las recomendaciones del tratamiento, incluida la toma de medicamentos, el cumplimiento de las citas médicas, etc.

Esta es una analogía particularmente vívida que no olvidará pronto: imagine una lata llena de las criaturas de sus pesadillas: ratas, cucarachas, arañas o serpientes, lo que usted elija. Si mantiene la tapa de la lata, las criaturas no pueden salir. Sin embargo, si deja la tapa entreabierta, los más fuertes escaparán. Se conectarán con los otros fugitivos fuertes, y engendrarán supercriaturas que no querrá tener cerca. La adherencia a la ART es la tapa de la lata. Manténgala bien cerrada.

Los estudios muestran que su capacidad para adherirse a la terapia tiene poco que ver con su raza, sexo, nivel de educación o estatus socioeconómico. Las cosas que *sí* afectan la adherencia son las enfermedades mentales (incluida la depresión), el consumo de drogas o alcohol, los problemas de memoria y un estilo de vida caótico. Si alguno de esos problemas se aplica a usted, este es otro motivo para abordarlos, para que su tratamiento contra el VIH pueda tener éxito (**Parte 13**). Es más probable que las personas se adhieran si entienden por qué están en tratamiento, por qué la adherencia es importante y si participaron en la decisión de comenzar el tratamiento. Finalmente, ayuda tener lo que se llama "autoeficacia": la confianza de que tiene la capacidad de incidir en su futuro al completar las acciones que realiza en el presente.

Afortunadamente, la adherencia es más fácil ahora porque los tratamientos disponibles se toleran mejor, y por lo general se toman solo una vez al día y consisten en una o dos píldoras. Los medicamentos más nuevos tienen **vidas medias** más prolongadas que los medicamentos más antiguos, lo que significa que duran mucho tiempo en la sangre. Eso le da más "margen de maniobra" en la duración de las dosis. Sin embargo, omitir dosis o interrumpir el tratamiento sigue siendo riesgoso, especialmente con los NNRTI y algunos INSTI porque solo se

Media vida
La cantidad de tiempo que tarda la concentración sanguínea de un fármaco en disminuir en un 50 % después de la última dosis. Los medicamentos con vidas medias más largas permanecen en la sangre por más tiempo y se pueden tomar con menos frecuencia.

necesita una única mutación para obtener un alto nivel de resistencia. Si le preocupa su capacidad para cumplir con la terapia, hable con su proveedor, enfermero o farmacéutico antes de comenzar la terapia. Muchas clínicas de VIH tienen programas que pueden ayudar con la adherencia.

Aquí hay algunos consejos para ayudarlo a adherirse:

1. Consiga un pastillero en la farmacia, uno que tenga compartimentos etiquetados para cada día y dosis. Ponga sus píldoras ahí cada semana, incluso si solo está tomando una píldora por día. Nunca tendrá que preguntarse si tomó sus píldoras o no; si todavía están en la caja, no lo hizo.

2. Vincule sus dosis a otra cosa que haga *todos* los días: comer, cepillarse los dientes o preparar café. Si toma una taza de café todas las mañanas, coloque sus píldoras al lado de la cafetera para que las vea cuando tome su taza de la mañana.

3. Siempre verifique su suministro de medicamentos y solicite sus reposiciones con anticipación; no se quede sin medicamentos los fines de semana ni los días festivos. Si está utilizando una farmacia de pedidos por correo, debe planificar con más anticipación.

4. Hable con su proveedor o farmacéutico sobre qué hacer si olvida una dosis. Con la mayoría de los medicamentos contra el VIH, está bien tomarlos tan pronto como lo recuerde.

Mis pacientes que progresan mejor son los que son un poco obsesivo-compulsivos acerca de tomar sus medicamentos. Cuando pregunto: "¿Cuántas dosis ha omitido desde la última vez que lo vi?", me miran como si de repente me hubiera crecido una segunda cabeza.

32. ¿Qué pasa si tengo efectos secundarios?

He estado usando dos términos: **efectos secundarios** y **toxicidad**, que no siempre son lo mismo. Los efectos secundarios pueden hacer que su vida sea desagradable, pero no siempre significa que los medicamentos le están haciendo daño (por ejemplo, los efectos secundarios del efavirenz en el sistema nervioso, que se analizan en la Pregunta 52). Por otro lado, es posible que se sienta bien aunque esté tomando un medicamento que le cause toxicidad (por ejemplo, colesterol alto debido a algunos PI, [Pregunta 43]). Finalmente, puede tener un efecto secundario que también es una toxicidad, como dolor en los pies a causa del daño nervioso provocado por la estavudina (Preguntas 45 y 52), que afortunadamente es un medicamento que ya no usamos.

Debido a que comenzará con una combinación de nuevos medicamentos a la vez, no es inusual experimentar efectos secundarios. Los efectos secundarios y las toxicidades de medicamentos específicos se analizan en la **Parte 8**. Algunos efectos secundarios, como los del sistema nervioso del efavirenz o el malestar estomacal con la zidovudina, son peores cuando comienza el tratamiento por primera vez y luego mejoran a medida que su cuerpo se acostumbra al medicamento. Otros son crónicos pero controlables, como heces blandas con PI. Algunos pueden ser agudos y graves, como la **pancreatitis** con didanosina o las **reacciones de hipersensibilidad (HSR)** con abacavir o nevirapina. Otros efectos secundarios pueden empeorar con el uso continuo (daño a los nervios con estavudina) o pueden causar un riesgo de problemas a largo plazo (colesterol alto o azúcar en sangre debido a algunos PI, que aumentan el riesgo de enfermedad cardíaca). Por fortuna, *ninguno* de

---

Efectos secundarios
Efectos indeseables de un medicamento o tratamiento que son perceptibles para la persona que recibe el tratamiento (ver **Toxicidad**).

Toxicidad
Daño en el cuerpo causado por una droga u otra sustancia.

Pancreatitis
Inflamación del páncreas, que produce dolor abdominal, pérdida de apetito, náuseas y vómitos. Puede ser fatal.

Reacciones de hipersensibilidad (HSR)
Reacciones, a menudo alérgicas, a un medicamento u otra sustancia.

los medicamentos que acabo de mencionar es un medicamento recomendado que se usa comúnmente en la actualidad. Los medicamentos de hoy son mucho más seguros que los antiguos.

La mayoría de las personas comienzan con un tratamiento y funciona bien, con pocos efectos secundarios. Sin embargo, todos somos diferentes y, para algunos, comenzar la terapia es un proceso de prueba y error. Puede terminar con una combinación diferente a la que comenzó. Sustituir un fármaco por otro debido a los efectos secundarios está bien, y es mucho más seguro que suspenderlo por completo y comenzar de nuevo más tarde, lo que puede aumentar el riesgo de resistencia. Al comenzar su primer tratamiento, es importante saber cómo comunicarse con su proveedor si tiene efectos secundarios inesperados o efectos secundarios que no puede tolerar hasta su próxima visita.

Comenzar la terapia es, a veces, un proceso de prueba y error. Puede terminar con una combinación diferente a la que comenzó. Está bien sustituir un fármaco por otro debido a los efectos secundarios.

33. ¿Cómo se debe monitorear mi tratamiento?

Una vez que comience la ART, es importante hacerse análisis con frecuencia, generalmente cada mes, al menos al principio. El propósito del monitoreo es asegurarse de que esté respondiendo a los medicamentos de manera adecuada y que no desarrolle toxicidad.

La mejor medida de respuesta a la terapia es su carga viral. Debería disminuir al menos diez veces en el primer mes, lo que significa que, si comenzó en 100,000, debería estar muy por debajo de 10,000. Luego, su carga viral debería continuar bajando hasta que se vuelva indetectable (menos de 20), generalmente dentro de cuatro a seis meses. Los inhibidores de la integrasa disminuirán la carga viral mucho más rápido, a menudo en uno o dos meses. Eso no necesariamente los hace mejores, pero aun así es gratificante. Por lo general, reviso la carga viral cada cuatro a seis semanas hasta que se vuelve indetectable, luego cada tres o cuatro meses después de eso. Para mis pacientes que han tenido cargas virales indetectables durante muchos años, luego cambio a un programa de seis meses. Algunos se han mantenido estables durante tanto tiempo que podemos controlarlos cada año. Afortunadamente, siempre que siga tomando los medicamentos según las indicaciones, no dejarán de funcionar repentinamente.

El recuento de CD4 también aumentará con la terapia, pero el nivel de aumento es imposible de predecir. Comenzar con un recuento de CD4 bajo, tener una carga viral inicial baja, tener hepatitis C o ser mayor pueden atenuar la respuesta de los CD4 a la terapia. En el pasado, siempre pedíamos un recuento de CD4 cada vez que controlábamos la carga viral, pero eso ya no se recomienda porque la carga viral es mucho más importante. Una vez que su carga viral es indetectable y su recuento de CD4 es alto y estable, se vuelve una prueba opcional.

Buscamos la toxicidad de los medicamentos con análisis de sangre estándares. El hemograma completo (CBC) mide los recuentos de glóbulos rojos y blancos y el recuento de plaquetas. La zidovudina, un medicamento más antiguo que ya no se usa comúnmente, puede causar **anemia** (recuento bajo de glóbulos rojos). Un panel completo de análisis incluye mediciones de la función renal, la salud del hígado y el azúcar en sangre. Se debe realizar un análisis de orina dos veces al año si está con un tratamiento que incluye tenofovir DF (*Viread, Truvada, Complera, Atripla* y *Stribild*). Debe hacerse un panel de lípidos en ayunas y un análisis de azúcar

Anemia
Una deficiencia de glóbulos rojos, generalmente diagnosticada por un nivel bajo de hemoglobina o hematocrito en un hemograma completo.

en la sangre al menos una vez al año, especialmente si está tomando medicamentos que pueden aumentar el colesterol.

34. ¿Mis medicamentos contra el VIH pueden interactuar con otros medicamentos?

> *Lleve una lista de todos los medicamentos que está tomando y muéstresela a otros proveedores que lo estén tratando.*

Las interacciones farmacológicas son mucho menos comunes en la actualidad ahora que la mayoría de las personas siguen tratamientos basados en INSTI (inhibidores de la integrasa). Sin embargo, siempre es bueno estar seguro, por lo que siempre debe llevar una lista de todos los medicamentos que está tomando y mostrársela a otros proveedores que lo estén tratando. Los PI, los NNRTI, el cobicistat y los antagonistas de CCR5 son los medicamentos que tienen más probabilidades de interactuar con otros medicamentos y también entre ellos. Hay pocas interacciones con NRTI, inhibidores de fusión, raltegravir, dolutegravir o bictegravir. Enumerar aquí todas las interacciones farmacológicas sería imposible, pero mencionaré algunos puntos sobre las interacciones que son especialmente comunes e importantes:

> **Estatinas**
> El nombre común de los inhibidores de la HMG CoA-reductasa, medicamentos que disminuyen el colesterol.

- *Estatinas* Los niveles de las **estatinas** (medicamentos que reducen el colesterol) pueden aumentar con ritonavir (*Norvir*) y cobicistat (*Tybost, Prezcobix, Evotaz*), lo que provoca atrofia muscular e insuficiencia renal. Algunos, como la simvastatina (*Zocor*) y la lovastatina (*Mevacor*), *nunca* deben usarse con PI o cobicistat. Otros, como la atorvastatina (*Lipitor*), la pravastatina (*Pravachol*) y la rosuvastatina (*Crestor*), generalmente se pueden usar en dosis bajas, aunque la pravastatina, una estatina más débil, debe evitarse con darunavir (*Prezista,*

Prezcobix). Un agente más nuevo, la pitavastatina (*Livalo*), no tiene interacciones farmacológicas importantes.

- *Pastillas anticonceptivas.* Los PI, los NNRTI y el cobicistat pueden disminuir los niveles de medicamento, haciéndolos menos efectivos, por lo que es posible que deba usar otro método anticonceptivo si está tomando uno de estos medicamentos.

- *Rifampicina.* La **rifampicina** es un medicamento que se usa para tratar la tuberculosis y algunas infecciones bacterianas. Afecta los niveles de la mayoría de los PI, NNRTI e inhibidores de la integrasa. Este antibiótico es como Pac-Man (¡una referencia que muestra mi edad!), tragando todo a su paso. Nunca comience a tomar rifampicina sin que su proveedor revise cuidadosamente las posibles interacciones farmacológicas. No debe tomarse con TAF (*Descovy, Genvoya, Odefsey*) ni con ningún PI o NNRTI excepto efavirenz. Entre los INSTI, solo se puede administrar dolutegravir con rifampicina, pero se debe duplicar la dosis de dolutegravir. La rifabutina es un fármaco relacionado que es un poco más amable con las interacciones farmacológicas, pero vale la pena asegurarse.

- *Aerosoles de esteroides.* Los PI y el cobicistat pueden aumentar los niveles de esteroides con fluticasona, un ingrediente común en los aerosoles nasales o inhaladores (*Flonase, Advair, Flovent*). Use alternativas si es posible. Esta interacción también es un problema con los esteroides que se inyectan en las articulaciones para tratar el dolor. Si su tratamiento de VIH incluye ritonavir o cobicistat, no permita que nadie le dé un esteroide de ninguna forma hasta que lo autorice su proveedor de VIH.

> **Rifampicina**
> Medicamento utilizado para tratar la tuberculosis y MAC. Siempre se usa en combinación con otros medicamentos.

- *Narcóticos.* Los niveles de metadona disminuyen con algunos NNRTI y PI, lo que puede causar abstinencia. Los niveles de fentanilo pueden aumentar, lo que provoca una sobredosis.
- *Inhibidores de la bomba de protones (proton pump inhibitors,* PPI)[1]. Estos medicamentos, que se usan para tratar el reflujo ácido y las úlceras, generalmente no se deben usar con atazanavir (*Reyataz, Evotaz*) o rilpivirina (*Edurant, Complera, Eviplera, Odefsey*), porque los PPI pueden disminuir la absorción de los medicamentos contra el VIH para que usted obtenga menos dosis de la que necesita. Si debe tomar un PPI con uno de estos medicamentos, debe ser en la dosis más baja y con una cuidadosa separación de dosis. Otros medicamentos que disminuyen el ácido estomacal, como los antiácidos y los bloqueadores H2[2] también requieren separación de dosis.
- *Bloqueadores de los canales de calcio*[3]. Los PI y el cobicistat pueden aumentar los niveles de estos medicamentos, que se usan para tratar la hipertensión arterial, lo que puede aumentar el riesgo de los efectos secundarios.
- *Medicamentos anticonvulsivos.* Es importante controlar los niveles de medicamento de varios medicamentos anticonvulsivos si está tomando ART para asegurarse de que está recibiendo la dosis correcta. Algunos medicamentos anticonvulsivos pueden disminuir los niveles de algunos medicamentos contra el VIH, en particular, la fenitoína

---

[1]PPI: Omeprazol (*Prilosec*), esomeprazol (*Nexium*), pantoprazol (*Protonix*), lansoprazol (*Prevacid*) y rabeprazol (*Aciphex*).
[2]Bloqueadores H2: Ranitidina (*Zantac*), cimetidina (*Tagamet*) y famotidina (*Pepcid*).
[3]Bloqueadores de los canales de calcio: Nifedipina (*Adalat, Procardia*), verapamilo (*Calan*) y diltiazem (*Cardizem, Tiazac* y otros).

TRATAMIENTO INICIAL

(*Dilantin*) y la carbemazepina (*Tegretol*). El levetiracetam (*Keppra*) es una buena opción si necesita un medicamento anticonvulsivo porque no interactúa con los medicamentos contra el VIH.

- *Terapias alternativas.* No olvide que muchas terapias de **medicina complementaria** y **medicina alternativa,** como los suplementos herbales, para el cuerpo, son *medicamentos* y pueden interactuar con los medicamentos recetados (Preguntas 41 y 91).

Esta *no* es una lista completa. En caso de duda, consulte a su proveedor o farmacéutico.

> **Medicina complementaria**
> El uso de un tratamiento médico no estándar además de la terapia estándar.

> **Medicina alternativa**
> El uso de un tratamiento médico no estándar en lugar de una terapia estándar.

PARTE SIETE

Mantenerse en terapia

¿Cuánto durará la terapia?

¿Alguna vez se puede detener la terapia?

¿Cómo sabré si mi terapia deja de funcionar?

Más . . .

35. ¿Cuánto durará la terapia?

Si está tomando un régimen recomendado y no se salta ninguna dosis, su primer tratamiento durará tanto como usted, ¡toda la vida! Sorprendentemente, una vez que ha logrado la supresión viral, el virus no puede escapar ni formar resistencia. Este es uno de los grandes milagros de la terapia del VIH y es un gran cambio con respecto a los viejos tiempos cuando nuestros tratamientos no eran lo suficientemente fuertes como para suprimir la replicación viral. En ese momento, la resistencia era inevitable y con frecuencia implicaba una **resistencia cruzada** con otros medicamentos de la misma clase.

> **Resistencia cruzada**
> Resistencia a un fármaco que provoca resistencia a otros medicamentos, generalmente de la misma clase.

Puede haber cambios en su primer tratamiento, incluso si la carga viral permanece suprimida. Esto sería para cambiarlo a un tratamiento mejor, más seguro o fácil de tomar, lo que refleja el progreso en el campo. La buena noticia es que siempre puede volver a un tratamiento anterior si el cambio no funciona para usted, ya que no se produce resistencia siempre que la carga viral permanezca indetectable.

En teoría, es posible que los beneficios de un solo tratamiento ART sean permanentes siempre y cuando continúe tomándolo con regularidad.

Se dice que la terapia está fallando cuando la carga viral es superior a 200 de forma repetida. Esto sucede por un motivo: por lo general, alguien ha dejado de tomar el régimen con regularidad, una farmacia ha cometido un error al entregarlo, o ha habido alguna falta de comunicación sobre qué tomar. En tales circunstancias, su proveedor puede llamar a su farmacia para averiguar qué se ha despachado realmente. Por lo general, puedo averiguar por qué el tratamiento ha fallado después de obtener esta información.

36. ¿Alguna vez se puede detener la terapia?

Se puede, pero siempre es una mala idea. Debe suponer que una vez que comience el ART, lo hará a largo plazo. Solíamos escuchar mucho sobre la **interrupción del tratamiento** (**vacaciones de medicamentos** o **interrupciones estructuradas del tratamiento**). Muchos pacientes estaban cansados de los efectos secundarios y querían un descanso. Los investigadores pensaron que las interrupciones ocasionales del tratamiento, especialmente si se realizan de acuerdo con un cronograma o de "forma estructurada", podrían permitir que las personas se recuperen de la toxicidad de los medicamentos sin daño, siempre que el recuento de CD4 se mantenga en una zona segura.

Honestamente, ese enfoque resultó ser una mala idea. Un gran ensayo clínico que comparaba la terapia intermitente con la continua se detuvo antes de tiempo porque las personas que interrumpían la terapia tenían más probabilidades de morir o de tener complicaciones graves que las que continuaban con la terapia, incluso si mantenían sus recuentos de CD4 por encima de 250. No solo eso, cuando suspende la terapia, la carga viral se recuperará (a veces a niveles muy altos), lo que podría permitir que el virus se transmita a otras personas. En definitiva, no se recomienda suspender el tratamiento por diversos motivos.

Eso no significa que no pueda interrumpir el tratamiento si es absolutamente necesario. A veces, tenemos que suspender la terapia en personas que desarrollan efectos secundarios graves o que están demasiado enfermas para tomar medicamentos, o deben realizarse cirugía, pero esos son casos excepcionales. Afortunadamente, ahora que la ART ha mejorado, seguir con la terapia es mucho más fácil de lo que solía ser. Además, si ha tenido supresión viral a largo plazo, se necesitan al menos unos días antes de que la carga viral vuelva a ser detectable, a veces incluso algunas semanas. Como resultado, no entre en pánico si tiene que perder uno o dos días de vez en cuando, simplemente intente no hacerlo con frecuencia.

Interrupción del tratamiento
Suspender la terapia antirretroviral. Ya no está de moda.

Vacaciones de medicamentos
Un término antiguo para una interrupción en la terapia; por lo general, se usa cuando la decisión la tomó el paciente.

Interrupción estructurada del tratamiento
Término antiguo para una interrupción en la terapia que fue aprobada por el proveedor; por lo general, se realiza de acuerdo con un cronograma específico.

37. ¿Cómo sabré si mi terapia deja de funcionar?

Debe asumir que una vez que comience la terapia, estará en ella a largo plazo.

No puede saber si la terapia está funcionando conforme a cómo se siente o cuál es su recuento de CD4. La *única* forma de saberlo es midiendo la carga viral, que es siempre el mejor indicador del éxito o fracaso del tratamiento (Pregunta 23). Su carga viral debe ser indetectable dentro de los cuatro a seis meses posteriores al inicio de la terapia; por lo general, esto sucede mucho más rápido (dentro de cuatro a ocho semanas), especialmente con tratamientos basados en inhibidores de la integrasa. Si su carga viral no disminuye de la forma en que se supone que debe hacerlo, o si se vuelve detectable después de haber sido indetectable, esto *puede* ser una señal de falla del tratamiento.

Ningún análisis es perfecto. Una carga viral puede detectarse en personas que no están fallando, a menudo, solo porque los análisis no son 100 % precisos. Si está tomando sus medicamentos con regularidad y tiene una carga viral detectable pero baja, no se asuste. Es probable que sea solo una "marca", una sola carga viral detectable que generalmente no significa nada (Pregunta 23). La única forma de saber la diferencia entre una marca y un fracaso temprano es repetir la carga viral. Si vuelve a bajar a niveles indetectables, entonces fue una marca y debería olvidarlo. Por lo general, solo nos preocupamos si la carga viral supera repetidamente los 200.

Si la carga viral permanece detectable por encima de 200 o está aumentando, puede haber un problema. Esto debe tomarse en serio, incluso cuando todo lo demás va muy bien, porque podría significar que está desarrollando resistencia. Podemos medir la resistencia cuando la carga viral está por encima de 200. La prueba

GenoSure Archive puede medir la resistencia cuando la carga viral es baja o indetectable (Pregunta 24).

Algunas personas en tratamiento tienen lo que llamamos **viremia persistente de bajo nivel**. Muchas o la mayoría de sus pruebas de carga viral tienen virus detectables, generalmente entre 20 y 200 copias. La mayoría de las veces, esto ocurre en personas que comenzaron el tratamiento con una carga viral muy alta y tienen un reservorio viral alto. Cambiar la terapia o agregar medicamentos al tratamiento (lo que se denomina "intensificación") no reduce la carga viral. Si bien alguna evidencia muestra que la viremia persistente de bajo nivel se asocia con un mayor riesgo de fracaso del tratamiento, no encontramos resistencia a los medicamentos si la carga viral se mantiene por debajo de 200 de manera constante y las personas toman sus medicamentos con regularidad. Además, los estudios que consideraron el tratamiento como prevención utilizaron 200 como límite para lo que se consideró "indetectable". Finalmente, este bajo nivel de virus detectable no influye en el recuento de células CD4 ni provoca complicaciones del VIH, como infecciones oportunistas. Mi consejo para aquellos con viremia persistente de bajo nivel es que no se preocupen por el resultado y que continúen tomando sus regímenes regularmente como se recomienda.

> **Viremia persistente de bajo nivel**
> Carga viral que es repetidamente detectable entre 20 y 200 copias, a pesar de estar en una terapia antirretroviral.

El recuento de CD4 es una pésima medida del fracaso del tratamiento (Pregunta 22). Si su carga viral es indetectable, pero su respuesta de CD4 es decepcionante, cambiar los medicamentos no hará la diferencia. El mejor enfoque es mantener su carga viral indetectable y dejar que el recuento de CD4 haga lo que quiera, o dejar de medirlo por completo. En una persona con una carga viral indetectable, no conocemos ninguna forma de aumentar el recuento de CD4 de una manera que haga una diferencia clínica significativa. Es por eso que medir el recuento de células CD4 una vez que supera las 350 ahora se considera una opción. Por lo general, recomiendo a mis pacientes que no revisen los recuentos de células CD4 si han estado en tratamiento durante años, tienen una carga viral suprimida y tienen resultados normales o casi normales. La variación en el recuento de CD4 en este nivel solo provoca ansiedad y no significa nada importante.

38. ¿Qué sucede si mi virus se vuelve resistente a los medicamentos?

La resistencia puede ser el *resultado* de la falla del tratamiento (cuando no está tomando sus medicamentos adecuadamente) o puede ser la *causa* de la falla (cuando ya tiene resistencia antes de comenzar). La resistencia puede ocurrir siempre que el virus pueda replicarse, a pesar del uso de medicamentos antirretrovirales. Afortunadamente, la resistencia ya no es el resultado inevitable de la ART, como lo fue en los viejos tiempos. Los estudios muestran que las personas que toman sus medicamentos con regularidad rara vez desarrollan resistencia.

Los estudios muestran que las personas que toman sus medicamentos con regularidad rara vez desarrollan resistencia. La mejor manera de lidiar con la resistencia, en primer lugar, es no dejar que suceda.

La mejor manera de lidiar con la resistencia es no dejar que suceda. Si está a punto de comenzar la terapia por primera vez, hágase una prueba de resistencia para asegurarse de que su virus sea susceptible al tratamiento. Una vez que comience, tome todas las dosis y mantenga su carga viral suprimida. Si sigue esas dos reglas, probablemente nunca tendrá que leer el resto de esta respuesta.

Sin embargo, para parafrasear una máxima muy repetida, "la resistencia sucede". Cuando lo hace, tengo dos reglas más: (1) Actuar rápido. Continuar con un tratamiento fallido permite que ocurran más mutaciones y resistencia. (2) Obtener datos. Las pruebas de resistencia indican a qué medicamentos es resistente su virus y cuáles seguirán funcionando (Pregunta 24).

Ahora tenemos muchos medicamentos en diferentes clases y con diferentes perfiles de resistencia. Si desarrolla resistencia en su primera combinación, aún tendrá muchas buenas opciones. Pero esas opciones pueden no ser tan fáciles o tan bien toleradas como la primera, así que haga que la primera dure.

39. ¿Se están desarrollando nuevos medicamentos?

Desde la aprobación de la zidovudina (AZT, *Retrovir*) en 1987, ha habido un aumento constante en la cantidad de nuevos agentes antirretrovirales. Los primeros medicamentos fueron los NRTI. Otras dos clases, los PI y los NNRTI, se introdujeron a mediados de la década de 1990. Luego vino la enfuvirtida (T20, *Fuzeon*), un inhibidor de fusión y el primer inhibidor de entrada. El año 2006 y, en particular, 2007 fueron años de gran avance, con la introducción de darunavir (*Prezista*, un PI con actividad frente a virus resistentes); maraviroc (*Selzentry*), el primer antagonista de CCR5; raltegravir (*Isentress*), el primer INSTI; y etravirina (*Intelence*), un nuevo NNRTI de "segunda generación" (Pregunta 29). La repentina disponibilidad de diversos fármacos con actividad contra virus resistentes significó que las personas con VIH que tenían resistencia de diversos tipos pudieran lograr la supresión viral.

Posteriormente, hubo más avances: El año 2011 vio la aprobación de rilpivirina (*Edurant*), un nuevo NNRTI, así como *Complera*, un tratamiento de un comprimido que contiene rilpivirina, tenofovir y emtricitabina. *Stribild*, el primer tratamiento con INSTI de un comprimido, fue aprobado en 2012; el año siguiente fue testigo de la aprobación de dolutegravir (*Tivicay*), seguido en 2014 por *Triumeq*, otro tratamiento INSTI de un comprimido. A fines de 2015 y principios de 2016, vimos la aprobación de varias combinaciones con TAF (*Genvoya*, *Odefsey*, *Descovy*), una mejora adicional con respecto a las versiones anteriores con TDF (*Stribild*, *Complera*, *Truvada*). En 2018, se aprobó el NNRTI doravirina (*Pifeltro*), junto con su tratamiento de un comprimido *Delstrigo*; ese mismo año vio la aprobación del primer anticuerpo monoclonal para el tratamiento del VIH, el inhibidor de unión ibalizumab (*Trogarzo*), el tratamiento INSTI de un comprimido *Biktarvy* (bictegravir/TAF/FTC), y el comprimido de combinación de dos fármacos para pacientes suprimidos, *Juluca* (dolutegravir/lamivudina). En 2019, se aprobó otro tratamiento de dos fármacos, dolutegravir/lamivudina (Dovato), y en 2020, el inhibidor de unión fostemsavir (Rukobia) para personas con opciones de tratamiento limitadas. En 2021, vimos la aprobación del primer tratamiento inyectable de acción prolongada, cabotegravir-rilpivirina (*Cabenuva*), para personas que ya tenían supresión viral y no querían tomar píldoras. Más recientemente, a fines de 2022, la FDA aprobó lenacapavir (Sunlenca), el primer inhibidor de la cápside del VIH de su clase, para personas con opciones de tratamiento limitadas. Este último fármaco también se está probando como una estrategia de PrEP que se toma cada seis meses.

Los costos de llevar un nuevo fármaco al mercado son enormes. Para que un fármaco llegue tan lejos, tiene que tener una razón de existir. Los nuevos medicamentos tienden a estar en una de dos categorías: Funcionan cuando otros no lo hacen debido a un mecanismo de acción o un perfil de resistencia únicos, o son más convenientes o menos tóxicos que los medicamentos existentes. Además, los estudios clínicos deben demostrar que el fármaco se absorbe bien, alcanza niveles de medicamento adecuados, suprime la carga viral y es activo y seguro. Muchas cosas pueden salir mal en el camino, y no todos los candidatos a fármacos llegan a la meta.

En algún momento del futuro cercano, es posible que las compañías farmacéuticas decidan que las terapias actuales para el VIH son lo suficientemente buenas, que la competencia es demasiado dura y que ya no hay un incentivo económico para desarrollar nuevos agentes. No asuma que siempre habrá nuevos medicamentos para rescatarlo si falla en varios tratamientos. Haga que su tratamiento actual dure al cumplir con lo prescrito.

40. ¿Qué sucede si decido no tomar medicamentos?

Con la excepción de los controladores de élite (personas con recuentos de células CD4 normales y cargas virales indetectables *sin* ART), todas las personas con VIH necesitan un tratamiento. A veces escucho a las personas decir que quieren combatir el VIH de "manera natural" en lugar de tomar "productos químicos tóxicos". Las personas que hablan así, a veces, son demasiado jóvenes para recordar la devastación que causó el sida durante los años malos, y no son conscientes de la destrucción que todavía está causando en partes del mundo que pueden no tener acceso a la atención médica o la terapia efectiva. Se olvidan de que "natural" no significa necesariamente saludable. Después de todo, el VIH es completamente "natural" y ha matado a millones. Por el contrario, esos "productos químicos tóxicos" que a los médicos nos encanta repartir han salvado innumerables vidas y representan uno de los grandes milagros médicos de todos los tiempos. Es fantástico usar enfoques "natural" para el tratamiento, como una buena nutrición, mucho ejercicio y atención al bienestar espiritual y mental, pero si tiene VIH, estas opciones acompañan a la terapia antirretroviral, no la reemplazan.

Aunque casi todas las personas con VIH se beneficiarán de la ART, no todas las personas *deben* recibir terapia de inmediato. Como se señaló anteriormente, los controladores de élite son las únicas personas que pueden no beneficiarse de la ART (aunque incluso *eso es* controversial). Sin embargo, los controladores de élite constituyen una pequeña fracción de las personas con VIH. Es probable que controlen el VIH debido a su composición genética, no a su estilo de vida, dieta, suplementos de hierbas, régimen de meditación o cualquier otra cosa sobre la que tengan control.

Conocemos la devastación que puede causar el VIH sin tratamiento desde principios de la década de 1980. Aproveche lo que la ciencia médica tiene para ofrecer.

41. ¿Debo implementar terapias complementarias o alternativas?

> **Medicina complementaria y alternativa (CAM)**
> Productos o tratamientos médicos que no son el estándar de atención (consulte **medicina alternativa** y **medicina complementaria**).

La **medicina alternativa y complementaria (complementary and alternative medicine, CAM)** es el término utilizado para describir las terapias no estándares. La medicina complementaria es el uso de una terapia no estándar *además* de la terapia estándar; la medicina alternativa es el uso de una terapia no estándar *en lugar de* una terapia estándar. Un problema con las terapias no estándares es que, por lo general, no hay suficiente evidencia para sean estándares. Eso no significa que no funcionen. Las terapias naturales pueden *convertirse en* estándares. También hay ejemplos de sustancias naturales que son muy malas para usted. (¡Sócrates no tomó cicuta para su salud!).

Se están realizando investigaciones sobre la seguridad y los beneficios de la CAM. De hecho, el National Center for Complementary and Alternative Medicine (Centro Nacional de Medicina Complementaria y Alternativa), que forma parte de los **Institutos Nacionales de Salud (NIH)**, ahora otorga subvenciones para este tipo de investigación. En algunos casos, la investigación respalda las afirmaciones realizadas sobre estas sustancias; en otros casos, no lo hace. Hasta el momento, no ha habido terapias alternativas para el VIH que se hayan acercado a igualar los beneficios de la ART.

Otro problema con la CAM es que, a menudo, implica tomar sustancias que pueden interactuar con los medicamentos ART. Aquellos que piensan en las hierbas como sustancias naturales benignas y tiernas no les gusta que las llamen "drogas", pero seamos realistas: si no fueran drogas, no tendría sentido tomarlas. Los medicamentos antirretrovirales interactúan con muchos otros medicamentos, y ahora sabemos que también pueden interactuar con los medicamentos a base de hierbas. El ejemplo mejor estudiado es la hierba de San Juan, que reduce los niveles de muchos medicamentos contra el VIH, lo que permite que el virus se replique y desarrolle resistencia. Desafortunadamente, solo algunas de las muchas terapias de CAM han sido evaluadas para las interacciones con medicamentos contra el VIH.

> **Institutos Nacionales de Salud (NIH)**
> Una agencia del gobierno federal (dependiente del Departamento de Salud y Servicios Humanos de los EE. UU.) responsable de realizar y financiar investigaciones médicas.

> *La terapia inmunológica es un tratamiento diseñado para restaurar el sistema inmunitario o mejorar su capacidad para combatir el VIH.*

Cuando menciono la falta de investigación, mis pacientes y amigos que apoyan la CAM me dicen que las pruebas no se realizan porque no hay ganancias para las grandes y malas compañías farmacéuticas. Pero, de hecho, la industria de los suplementos está haciendo una *fortuna*. Tiene amigos poderosos en el Congreso que luchan contra todos los intentos de regulación. Si no están estudiando la seguridad o la eficacia de sus productos, es porque ya lo están haciendo bien sin datos, solo con un público creyente.

Mi consejo: siga la evidencia. Sea escéptico con *todo*. Ya sea que esté pensando en tomar un medicamento recetado, una hierba o un suplemento vitamínico, primero pregúntese: "¿cuál es la evidencia de que esto me ayudará y no me hará daño?". Y cuando busque esa evidencia, no sea como los actuales antivacunas, negacionistas del VIH y "científicos de la creación", que definen "investigación" como una búsqueda en Google de opiniones que coinciden con las suyas. Use fuentes confiables, como HIVinfo.gov, HIVinfo.nih.gov y el sitio web de los Centros para el Control y la Prevención de Enfermedades. Algunos excelentes recursos adicionales se incluyen en el Apéndice al final de este libro.

Hasta el momento, no ha habido terapias alternativas para el VIH que se hayan acercado a igualar los beneficios de la ART.

42. ¿Qué es la terapia inmunológica?

La **terapia inmunológica** es un tratamiento diseñado para restaurar el sistema inmunitario o mejorar su capacidad para combatir el VIH. Está claro que nunca vamos a curar el VIH simplemente manteniendo la carga viral indetectable con ART. El virus inserta su ADN en las células humanas, donde permanece para siempre, y espera hasta que se detenga el tratamiento para crear nuevas partículas virales. Nuestros medicamentos funcionan *solo*

Terapia inmunológica
Tratamiento para el VIH diseñado para afectar el sistema inmunitario y su respuesta al virus, a diferencia de la terapia antirretroviral estándar, que suprime el virus en sí.

en la replicación del virus; no tienen actividad contra el ADN viral que se esconde en las células CD4 en reposo.

Teóricamente, podríamos curar el VIH si pudiéramos activar todas las células CD4 en reposo y despertar al virus durmiente con "agentes que revierten la **latencia**", lo que permitiría que la ART haga lo suyo contra el virus activado. Hay dos problemas con este enfoque. En primer lugar, a menos que active *todas* las células CD4 en reposo del cuerpo, seguirá teniendo el virus latente y no estará más cerca de la cura que antes. En segundo lugar, las células CD4 en reposo no son los únicos reservorios del VIH latente, pero algunos de los tratamientos propuestos pueden activar solo las células CD4.

Latencia
La capacidad del VIH de persistir en las células humanas durante toda la vida de una persona infectada mediante la inserción de su ADN en células reservorio de larga vida.

Otro enfoque basado en el sistema inmunitario es la vacunación terapéutica. La idea aquí no es erradicar el VIH sino estimular el sistema inmunitario para combatirlo mejor. Una **vacuna terapéutica** exitosa podría retrasar la necesidad de una ART o convertir a más personas en controladores de élite. Se están estudiando vacunas, pero todavía es un enfoque experimental que probablemente no se pondrá en práctica en el corto plazo.

Vacuna terapéutica
Vacuna que se administra para tratar una infección existente al estimular el sistema inmunitario para que la combata.

La terapia inmunológica está claramente retrasada con respecto a la terapia antiviral, pero eso no significa que no tenga futuro. Sin embargo, asistí a una reunión en 2002 en la que se les preguntó a los expertos en VIH cuál pensaban que sería el próximo gran avance en la terapia del VIH. La mayoría votó por la terapia inmunológica, y aún no tenemos una, más de 20 años después, Lamentablemente, el sistema inmunitario es muy complejo y difícil de manipular de manera efectiva sin efectos secundarios u otros problemas. Por fortuna, los avances en la ART han sido tan significativos que uno podría argumentar que las terapias inmunológicas ni siquiera son necesarias.

PARTE OCHO

Efectos secundarios y toxicidad

¿Cuáles son los efectos secundarios de los inhibidores de la proteasa?

¿Qué puedo hacer con los cambios en la forma de mi cuerpo?

¿Cómo puedo proteger el hígado?

Más . . .

EFECTOS SECUNDARIOS Y TOXICIDAD

43. ¿Cuáles son los efectos secundarios de los inhibidores de la proteasa?

Algunos efectos secundarios y toxicidades a largo plazo se han atribuido a los PI como una clase. Estos incluyen síntomas **gastrointestinales**, como heces blandas o náuseas (Pregunta 66), cambios en la forma del cuerpo (acumulación de grasa) (Pregunta 46) y toxicidades metabólicas, como niveles elevados de **colesterol** y **triglicéridos** y niveles altos de azúcar en sangre o **diabetes**. Sin embargo, el PI recomendado, darunavir (*Prezista*, *Prezcobix*), se tolera muy bien y es mucho menos probable que cause estos problemas que los PI más antiguos. Lo mismo ocurre con atazanavir (*Reyataz*, *Evotaz*), otro PI que todavía se usa en algunas ocasiones. Si alguno de ustedes está tomando los PI más antiguos, como indinavir (*Crixivan*), saquinavir (*Invirase*), nelfinavir (*Viracept*), o lopinavir (*Kaletra*), debe hablar con su proveedor acerca de las opciones más nuevas que son más seguras.

La **hiperlipidemia** es una elevación de los niveles de colesterol y triglicéridos. El colesterol alto puede aumentar el riesgo de sufrir una enfermedad cardíaca y un accidente cerebrovascular (Pregunta 47). Los niveles muy altos de triglicéridos pueden causar pancreatitis. Si tiene lípidos altos con un medicamento más antiguo, como lopinavir/ritonavir (*Kaletra*), hable con su proveedor acerca de cambiar a algo más contemporáneo. También puede modificar su dieta, quizás con la ayuda de un nutricionista, y hacer más ejercicio aeróbico. Según qué tan malos sean los resultados y la cantidad de otros factores de riesgo cardíaco que tenga, es posible que la hiperlipidemia deba tratarse con medicamentos que reducen el colesterol y los triglicéridos. El número que más nos preocupa es el del colesterol LDL ("malo"), que bajamos con las estatinas (Pregunta 47). Las estatinas se

---

Gastrointestinal

Relativo al tubo digestivo: esófago, estómago, intestino delgado, colon y recto.

Colesterol

Sustancia que se encuentra en los tejidos del cuerpo y en la sangre. El colesterol se ingiere (en carne o productos animales) y también lo fabrica el cuerpo. Los niveles de colesterol se miden mediante análisis de sangre.

Triglicéridos

Grasas que se ingieren en forma de aceites vegetales y grasas animales.

Diabetes

Un trastorno que resulta en cantidades elevadas de glucosa (azúcar) en la sangre y la orina.

Hiperlipidemia

Una elevación anormal de lípidos (colesterol y triglicéridos) en la sangre.

EFECTOS SECUNDARIOS Y TOXICIDAD

están estudiando no solo por sus efectos reductores del colesterol, sino también por su capacidad para reducir la inflamación, un efecto del VIH que a veces vemos incluso en algunas personas con supresión viral.

La **resistencia a la insulina** significa que el cuerpo no puede responder adecuadamente a la insulina que produce el **páncreas** para controlar el azúcar en sangre. Cuando es lo suficientemente grave, puede conducir a la diabetes. Solíamos pensar en esto como un efecto secundario de PI cuando usábamos indinavir (*Crixivan*), que nadie que viva en el siglo XXI debería seguir tomando. La resistencia a la insulina se detecta con una prueba de azúcar en sangre en ayunas, hemoglobina A1C, o una prueba de tolerancia a la glucosa. Las personas con resistencia a la insulina o diabetes real deben cambiar su dieta evitando los azúcares, limitando los almidones y comiendo pequeñas cantidades durante el día. El ejercicio aeróbico y la pérdida de peso ayudan mucho, pero a menudo también se necesitan medicamentos.

La **acumulación de grasa (o lipohipertrofia)** es la acumulación de grasa en lugares a los que no pertenece; se analiza con más detalle en la Pregunta 46.

La **toxicidad hepática (o hepatotoxicidad)** puede ocurrir con cualquier PI, pero las personas que tienen hepatitis B o C crónica corren mayor riesgo (Pregunta 48). La toxicidad hepática, generalmente, aparece en los resultados de sus análisis de sangre antes de que usted mismo la sienta. Informe a su proveedor si presenta dolor abdominal, náuseas continuas, pérdida de apetito, orina oscura o piel u ojos amarillos: todos son posibles efectos secundarios de la toxicidad hepática de los medicamentos.

Resistencia a la insulina
Una condición en la que el cuerpo no puede responder a la insulina tan bien como debería. Esto se aplica tanto a la insulina producida naturalmente por el páncreas como a la insulina inyectada como medicamento. Puede provocar niveles altos de azúcar en sangre o diabetes.

Páncreas
Un órgano en el abdomen que produce insulina y enzimas que ayudan a digerir los alimentos.

Acumulación de grasa (o lipohipertrofia)
Un componente del "síndrome de lipodistrofia" en el que la grasa se acumula en partes anormales del cuerpo, como dentro del abdomen, alrededor del cuello, en los senos o en la parte superior de la espalda en la base del cuello ("joroba de búfalo").

Toxicidad hepática (o hepatotoxicidad)
Daño al hígado causado por medicamentos.

105

EFECTOS SECUNDARIOS Y TOXICIDAD

> **Bilirrubina**
>
> Un pigmento producido en el hígado. Cuando los niveles de bilirrubina aumentan demasiado, la piel y los ojos pueden volverse amarillos ("ictericia"). La bilirrubina elevada puede ser causada por hepatitis o por dos medicamentos antirretrovirales: indinavir (*Crixivan*) o atazanavir (*Reyataz*).

Otros efectos secundarios de los PI incluyen la elevación de la **bilirrubina** (indinavir, atazanavir), que para estos PI es completamente inofensiva, pero puede causar ictericia (coloración amarillenta de los ojos o la piel); cálculos renales o daño renal (indinavir, atazanavir); cálculos biliares (atazanavir); piel seca, pérdida de cabello, labios agrietados y uñas encarnadas (indinavir); y sarpullido (fosamprenavir o darunavir). Una vez más, la ictericia causada por atazanavir e indinavir no es dañina para usted ni para el hígado, pero puede no verse bien, especialmente en la parte blanca de los ojos. Se resuelve rápidamente cuando se suspenden los medicamentos.

44. ¿Cuáles son los efectos secundarios de los inhibidores no nucleósidos de la transcriptasa inversa (NNRTI)?

Los NNRTI tienen poca toxicidad a largo plazo, pero tienen efectos secundarios a corto plazo que debe conocer:

- *Erupción.* Todos los NNRTI pueden causar una erupción, generalmente durante las primeras semanas de tratamiento. Es un sarpullido rojo que pica, que a menudo mejora por sí solo, incluso si continúa con el medicamento. Sin embargo, pueden ocurrir erupciones graves, incluso potencialmente mortales, especialmente con nevirapina (*Viramune*). Los signos de una erupción grave son descamación o ampollas en la piel, llagas en la boca o fiebre. La nevirapina se administra una vez al día durante las primeras dos semanas y luego dos veces al día; pero nunca aumente la dosis si tiene una erupción. Habrá pocas razones para que cualquiera comience a tomar nevirapina hoy, pero si lo está tomando ahora y le está yendo bien, usted y su proveedor podrían decidir continuarlo. El sarpullido puede ocurrir con efavirenz (*Sustiva, Atripla*), pero es menos probable que sea grave o que requiera suspender el medicamento. La rilpivirina (*Edurant, Complera, Odefsey*), etravirina (*Intelence*) y doravirina (*Pifeltro*) tienen incluso menos probabilidades de causar sarpullido, incluso sarpullido grave, que la nevirapina o el efavirenz.

- *Toxicidad hepática.* La nevirapina puede causar toxicidad hepática grave y potencialmente mortal durante las primeras semanas de tratamiento, especialmente en mujeres que comienzan el fármaco con recuentos de CD4 superiores a 250 o en hombres con recuentos superiores a 400. A veces, se acompaña de erupción cutánea y fiebre. Siempre consulte a su proveedor y hágase un análisis de sangre antes de aumentar la dosis de nevirapina después de las primeras dos semanas. Las personas con hepatitis B o C crónica pueden tomar nevirapina, pero tienen un mayor riesgo de toxicidad hepática crónica y deben ser monitoreadas cuidadosamente. Debido a este efecto secundario de la nevirapina, hoy en día rara vez se inicia. Sin embargo, si lleva años tomándolo sin problemas, no tendrá esta toxicidad hepática de repente, por lo demás es un fármaco muy seguro.

- *Hiperlipidemia.* El NNRTI efavirenz puede aumentar el colesterol y los triglicéridos. Los demás medicamentos de esta clase rara vez lo hacen.

- *Efectos secundarios neurológicos.* Efavirenz, a menudo, causa sueños vívidos (buenos o malos, a los malos les llamamos pesadillas), mareos y dificultades de concentración durante los primeros días o semanas de tratamiento. En algunas personas, efavirenz también puede causar depresión. Asegúrese de mencionarle esto a su proveedor si está tomando efavirenz y se siente deprimido. Los consejos para manejar estos efectos secundarios se analizan en la Pregunta 52.

45. ¿Qué debo saber sobre los efectos secundarios de los análogos de nucleósidos?

Primero hablemos de los efectos secundarios de las drogas del pasado. Es importante saber esto si los tomó anteriormente, ya que, lamentablemente, algunos de estos efectos secundarios son permanentes. La buena noticia es que ya usamos más estos medicamentos. Si todavía está recibiendo didanosina (ddI, *Videx*) o estavudina (d4T, *Zerit*), debe desafiar a su proveedor para encontrar algo más seguro para usted; *casi* la misma urgencia se aplica a la zidovudina (AZT, o ZDV, o *Retrovir*):

- *Neuropatía periférica.* Ya no se debe usar estavudina (d4T, *Zerit*) y didanosina (ddI, *Videx*). A menudo, causaban **neuropatía** (o **neuropatía periférica**), es decir, daño a los nervios de los pies y las piernas. Los primeros síntomas fueron hormigueo, entumecimiento o ardor en los dedos de los pies. Con el tiempo, podría extenderse hasta las piernas y volverse incapacitante. Desafortunadamente, a principios de la década de 1990, estos fármacos estaban entre las únicas opciones para el tratamiento del VIH que teníamos, y la alternativa era no recibir ningún tratamiento. Como resultado, algunas personas con neuropatía periférica provocada por estos medicamentos tuvieron que continuar con ellos y todavía sufren los síntomas en la actualidad.

Neuropatía (o neuropatía periférica)

Daño a los nervios que resulta en entumecimiento o dolor ardiente, por lo general, en los pies o las piernas. Puede ser causado por el VIH, algunos medicamentos antirretrovirales u otras afecciones.

- *Acidosis láctica y esteatosis hepática.* La **acidosis láctica** y la **esteatosis hepática ("hígado graso")** son efectos secundarios poco frecuentes pero graves, principalmente de la estavudina, pero en menor grado de la zidovudina (AZT, *Retrovir, Combivir, Trizivir*) y didanosina. Los síntomas pueden incluir dificultad para respirar, náuseas, dolores musculares y simplemente sentirse mal. Por supuesto, estos son síntomas comunes, mientras que la acidosis láctica no es común en absoluto. Si los tiene, probablemente no tenga acidosis láctica, pero aun así se los debe informar a su proveedor. El diagnóstico temprano y un cambio inmediato en la terapia son esenciales porque la acidosis láctica puede ser fatal. Es posible que vea la acidosis láctica como un efecto secundario de los NRTI recomendados (p. ej., abacavir, tenofovir), pero eso es solo porque están en la misma clase que los medicamentos que *realmente* la causan. Es increíblemente raro tener este efecto secundario con los NRTI recomendados actualmente.
- *Lipoatrofia.* La pérdida de grasa en la cara, brazos, piernas y glúteos (Pregunta 46) puede ser causada por estavudina y, en menor grado, por zidovudina y, posiblemente, didanosina. Los medicamentos que recomendamos actualmente no tienen este efecto secundario.
- *Anemia.* La zidovudina puede causar anemia. Los síntomas incluyen fatiga, mareos y dificultad para respirar. Un análisis de sangre estándar (CBC) detectará la anemia.
- *Efectos secundarios gastrointestinales.* La zidovudina puede causar náuseas; TDF (*Viread, Truvada, Atripla, Complera, Stribild*) y TAF (*Descovy, Odefsey, Genvoya*) también pueden causar náuseas,

---

Acidosis láctica

Una acumulación peligrosa de ácido láctico (lactato) en la sangre, que puede ser causada por algunos medicamentos antirretrovirales y también por otras afecciones médicas.

Esteatosis hepática ("hígado graso")

Una acumulación de grasa en el hígado que puede ser causada por una variedad de afecciones médicas. Cuando es causada por agentes antirretrovirales, a menudo, está acompañada por la acidosis láctica.

gases o distensión abdominal. Los NRTI generalmente no causan diarrea. La didanosina puede causar pancreatitis, una inflamación peligrosa del páncreas e hipertensión portal no cirrótica, una afección hepática a menudo fatal que puede ocurrir incluso años después de suspender el medicamento.

- *Toxicidad metabólica.* La elevación de los lípidos y la resistencia a la insulina generalmente se atribuyen a los PI, pero los NRTI también pueden causar esto, especialmente la estavudina y la zidovudina.

Como señalé antes, realmente ninguno de esos medicamentos más antiguos debería usarse ahora, por lo que, si comienza el tratamiento hoy, no experimentará ninguno de esos efectos secundarios graves. Dado que incluso nuestros mejores medicamentos en la actualidad todavía tienen cierta toxicidad, es importante revisarlos ahora:

- *Hipersensibilidad.* Las personas que toman abacavir (*Ziagen*, o parte de *Epzicom*, *Trizivir*, *Kivexa* o *Triumeq*) pueden desarrollar una reacción de hipersensibilidad (hypersensitivity reaction, HSR) en las primeras semanas. Una reacción de hipersensibilidad es otra forma de decir una reacción alérgica grave. La HSR se siente como la gripe y empeora con cada dosis. Una vez que deje de tomar abacavir debido a una posible HSR, nunca podrá volver a tomarlo; ha habido muertes en personas que fueron "expuestas nuevamente" a la droga después de haber tenido HSR. Por fortuna, el riesgo de HSR prácticamente se ha eliminado mediante la prueba de HLA B*5701 antes de comenzar con abacavir. Si la prueba es positiva, considérese alérgico y no tome abacavir en ninguna de sus formas. Si es negativa, no debe perder tiempo preocupándose por la HSR.

- *Toxicidad renal.* Tenofovir puede afectar los riñones. El riesgo es mayor si, para empezar, tiene problemas renales, está tomando otros medicamentos que afectan los riñones o está tomando un inhibidor de la proteasa o el cobicistat de refuerzo. La toxicidad renal es en general gradual y se detecta fácilmente mediante un análisis estándar de sangre y orina (Pregunta 49). En comparación con el tenofovir DF (TDF), el tenofovir AF (TAF) tiene mucha menos toxicidad renal, lo que lo hace más fácil de usar que el TDF, especialmente para personas con otros factores de riesgo de enfermedad renal.

- *Pérdida de densidad ósea.* Comenzar la mayoría de los tratamientos de ART puede causar una pérdida temprana de la densidad ósea. Por lo general, es una pérdida pequeña y no continúa empeorando con el tiempo, pero puede ser una preocupación si es una persona mayor o si ya tiene una densidad ósea baja. El TDF tiene más efecto sobre los huesos que otros medicamentos, pero otros NRTI (incluidos abacavir, lamivudina, emtricitabina y la otra forma de tenofovir, TAF) causan poca o ninguna pérdida en la densidad ósea (Pregunta 50).

46. ¿Qué puedo hacer con los cambios en la forma de mi cuerpo y el aumento de peso?

Lipodistrofia

La **lipodistrofia** es un término que se usa para describir los cambios en la forma del cuerpo que solían ocurrir con los agentes antirretrovirales más antiguos. La lipodistrofia incluye **lipoatrofia** (pérdida de grasa)

Lipodistrofia
Un término general para los cambios en la forma del cuerpo y la distribución de la grasa causados por algunos agentes antirretrovirales. Puede incluir lipoatrofia, acumulación de grasa o ambas.

Lipoatrofia
Pérdida de grasa subcutánea (grasa debajo de la piel) en las piernas, los brazos, los glúteos y la cara, causada por algunos inhibidores análogos de los nucleósidos de la transcriptasa inversa (NRTI).

y acumulación de grasa. Puede tener una o la otra, o, ¡mala suerte!, puede tener ambas. Afortunadamente, esto no sucede con las drogas que usamos en la actualidad, pero muchas personas aún sufren los efectos de las drogas más antiguas que tomaron en el pasado.

Se desconoce la causa de la acumulación de grasa. Se relacionó con los PI, posiblemente debido a su tendencia a aumentar los triglicéridos y causar resistencia a la insulina (Pregunta 43), pero todos los tratamientos contra el VIH, independientemente de la clase de medicamento, pueden causar aumento de peso, y, si no se tiene cuidado con la dieta y el ejercicio, este aumento de peso será principalmente grasa. Parte de este aumento de peso es un regreso a la salud: se está alimentando a usted mismo en lugar del virus. Esto es particularmente cierto si comenzó el tratamiento con un recuento de células CD4 muy bajo, una carga viral muy alta o una complicación por tener VIH. En pocas palabras, ahora que se está alimentando a usted mismo en lugar del virus, se está "poniendo al día", ganando el peso que *habría* tenido si fuera VIH negativo y no estuviera enfermo por el virus.

Algunos estudios recientes han implicado que los inhibidores de la integrasa causan más aumento de peso que otras clases de fármacos. Todavía no conocemos el mecanismo de por qué sucede esto: ¿es porque los inhibidores de la integrasa tienen menos probabilidades de causar náuseas, entonces las personas comen más? ¿O estimulan el apetito de alguna manera? Otra observación es que el tenofovir DF, la forma más antigua del fármaco, puede inhibir cierto aumento de peso relacionado con la ART, mientras que el tenofovir AF no lo hace. Como resultado, las personas tratadas con regímenes basados en TDF aumentan menos de peso que aquellas que tienen tratamientos sin este fármaco, y esto incluye tratamientos con TAF y aquellos que no contienen nada de tenofovir, como el régimen de dos fármacos dolutegravir-lamivudina. Dado que TAF tiene una mejor seguridad renal y ósea en general que TDF, mi preferencia sigue siendo usar TAF sobre TDF, incluso con esta información sobre el peso.

Este consejo puede sonar obvio, pero si está subiendo de peso, tiene que levantarse del sofá, reemplazar las papas fritas por bastones de zanahoria e ir al gimnasio. La dieta y el ejercicio ayudarán, independientemente de si tiene una acumulación anormal de grasa o simplemente tiene sobrepeso, y los beneficios van más allá de la pérdida de peso e incluyen su salud cardiovascular y mental. Para una verdadera acumulación de grasa visceral, existen tratamientos que pueden ayudar, como la hormona del crecimiento (*Serostim*) y la tesamoralina (*Egrifta*). Son costosos y la grasa volverá después de dejar de tomarlos. Además, realmente no son buenas opciones si tiene diabetes o incluso si tiene antecedentes familiares fuertes de diabetes.

Lipoatrofia
La pérdida de grasa en los brazos, piernas y glúteos hace que sus venas sobresalgan y le da un trasero plano o flácido. La pérdida de grasa en la cara genera mejillas hundidas y logra que se vea mayor o más enfermo de lo que está. La estavudina (d4T, *Zerit*) y la zidovudina (AZT, *Retrovir*, *Combivir*, *Trizivir*) fueron las causas más comunes de lipoatrofia, pero probablemente la didanosina (ddI, *Videx*) también la causó. La mejor manera de lidiar con la lipoatrofia es evitar los medicamentos que la causan. Si espera hasta que tenga lipoatrofia y luego cambia, es posible que regrese algo de grasa, pero puede llevar mucho tiempo y es posible que nunca vuelva a la normalidad. Existen procedimientos

cosméticos que tratan la lipoatrofia en la cara, como el uso de inyecciones de "relleno facial" como el ácido poliláctico (*Sculptra*).

Acumulación de grasa

Solíamos ver aparecer grasa en lugares inusuales, como la parte superior de la espalda ("joroba de búfalo"), alrededor del cuello, en el tejido mamario o dentro del abdomen. Como regla general, la grasa abdominal que puede agarrar entre los dedos es **grasa subcutánea** (grasa debajo de la piel), lo cual es normal y no se le puede atribuir a sus medicamentos. La grasa anormal es la **grasa visceral** (grasa dentro del abdomen), que puede darte un estómago distendido, con "apariencia de embarazo", con grasa en el interior que no se puede pellizcar.

> **Grasa subcutánea**
> Grasa que se encuentra debajo de la piel.
>
> **Grasa visceral**
> Grasa presente dentro del abdomen, alrededor de los órganos internos, en lugar de estar debajo de la piel.

47. *¿Corro un mayor riesgo de sufrir una enfermedad cardíaca?*

Los primeros estudios mostraron que las personas con VIH tienen un mayor riesgo de sufrir una enfermedad cardíaca e infarto de miocardio que la población general. Sin embargo, el aumento del riesgo se debió principalmente a los efectos del propio VIH, y se reduce drásticamente con la ART. Algunos medicamentos antirretrovirales pueden aumentar el riesgo de sufrir una enfermedad cardíaca, pero en su mayoría son medicamentos más antiguos que ya no usamos (Preguntas 43 y 47). Los dos medicamentos aún en uso que se han relacionado con un aumento de las enfermedades cardíacas son abacavir (*Ziagen, Epzicom, Trizivir, Triumeq*) y darunavir (*Prezista, Prezcobix, Symtuza*). Evito usar estos medicamentos en pacientes que tienen otros factores de riesgo cardíaco: tabaquismo, diabetes, hipertensión arterial, colesterol alto, antecedentes familiares fuertes de enfermedad cardíaca o ser muy inactivo. También podría evitarlos en cualquier persona mayor de 50 años para un hombre o 60 para una mujer, ya que el riesgo de enfermedad cardíaca aumenta drásticamente a medida que envejecemos.

Es importante poner en contexto el aumento del riesgo. Primero, su riesgo de sufrir un infarto de miocardio si toma ART es pequeño en comparación con su riesgo de morir de sida si no lo hace. En segundo lugar, el riesgo de incluso los medicamentos más antiguos y tóxicos sigue siendo pequeño en comparación con los efectos de otros factores de riesgo sobre los que tiene algún control, como el colesterol alto, la resistencia a la insulina y la diabetes, la hipertensión arterial, el tabaquismo, la obesidad y la inactividad física. Finalmente, reduce su riesgo cardíaco al tratar el VIH mucho más de lo que lo aumenta al tomar *cualquier* medicamento antirretroviral.

Consejos para proteger el corazón: (1) no fume, (2) deje de fumar, (3) *ni siquiera piense en* encender ese cigarrillo, (4) controle su presión arterial si es alta, (5) baje su colesterol LDL si es alto, (6) mantenga su nivel de azúcar en sangre bajo control si tiene diabetes, y (7) mantenga su peso bajo con ejercicio aeróbico y una dieta saludable. Eso deja solo otros tres factores de riesgo: envejecer, ser hombre (si lo es) y malos genes, y no puede hacer nada al respecto.

. . . Oh, ¿mencioné que no debería fumar?

48. *¿Cómo puedo proteger el hígado?*

La función del hígado en nuestra salud es demasiado compleja para describirla por completo, pero está involucrado en el metabolismo, las reacciones químicas

EFECTOS SECUNDARIOS Y TOXICIDAD

> **Desintoxicación**
>
> La eliminación de sustancias tóxicas del cuerpo. Una función importante del hígado y los riñones.

que tienen lugar en las células del cuerpo, incluida la **desintoxicación** de muchos de los medicamentos que usamos para tratar el VIH. Produce proteínas, almacena combustible para el cuerpo y secreta hormonas importantes y bilis, lo que ayuda a digerir los alimentos. Debido a que es tan importante, es fundamental mantenerlo saludable.

Muchos medicamentos antirretrovirales pueden dañar el hígado. Casi todos los PI pueden causar daño, pero generalmente solo en personas que tienen hepatitis B o C crónica. La nevirapina (*Viramune*) puede ser dañina para el hígado, especialmente en mujeres que comienzan la ART con recuentos altos de CD4. La estavudina (d4T, *Zerit*) y la zidovudina (AZT, *Retrovir, Combivir, Trizivir*) también pueden ser dañinas, especialmente si también tiene acidosis láctica. Otros medicamentos que suelen tomar las personas con VIH, como los medicamentos para reducir el colesterol, también pueden causar toxicidad hepática. Estos son algunos consejos para reducir su riesgo:

1. Hágase un control de hepatitis A, B y C. Si aún no es inmune al tipo A y B, vacúnese (preferiblemente *después* de haber comenzado la ART y tener supresión viral y un mejor recuento de células CD4). Si tiene hepatitis B o C crónica, hágase evaluar por un experto para iniciar el tratamiento (Preguntas 79 y 80).

    En muchos casos, su proveedor de VIH también será un experto en hepatitis. Las pruebas de PCR a veces son necesarias para descartar la hepatitis, porque es posible (aunque raro) tener hepatitis con pruebas de anticuerpos negativas.

> **Transaminasas (o enzimas hepáticas)**
>
> Análisis de sangre utilizados para buscar daño hepático.

2. Controle sus **transaminasas (o enzimas hepáticas)** con frecuencia, especialmente cuando acaba de comenzar la terapia.

3. Evite el consumo excesivo de alcohol (Pregunta 92). No beba nada si tiene hepatitis B o C crónica.

4. Use con moderación el paracetamol, el ingrediente activo de *Tylenol* y muchos otros medicamentos de venta libre; no lo use en absoluto si tiene hepatitis crónica.

5. Si está tomando medicamentos para la hepatitis B, no los suspenda. Detener el tratamiento puede causar brotes de hepatitis peligrosos.

Muchas personas usan terapias a base de hierbas, especialmente el cardo mariano, para "desintoxicar" o proteger el hígado, aunque no está claro si hay algún beneficio. Algunos "productos naturales" en realidad pueden dañar el hígado y empeorar la enfermedad hepática.

49. ¿Debería preocuparme por los riñones?

Los riñones son órganos que filtran la sangre y eliminan algunas de las cosas que no necesita. Solo hay algunas cosas que debe saber sobre los riñones desde el punto de vista del VIH.

- **Nefropatía asociada al VIH (HIVAN).** Tanto para las enfermedades relacionadas con el VIH como las que no lo están, las personas negras tienen un riesgo mucho mayor que los blancos y los asiáticos cuando se trata de problemas renales. Están en mayor riesgo de sufrir insuficiencia renal debido a la diabetes, la hipertensión y también el VIH. Entre los negros con VIH positivo que no están en una ART, HIVAN es una causa común de insuficiencia renal que requiere diálisis o trasplante. La primera pista es que hay proteína en la orina.

Nefropatía asociada al VIH (HIVAN)
Una enfermedad de los riñones causada por el VIH. Se ve principalmente en pacientes de raza negra.

117

> **Biopsia renal**
> Procedimiento en el que se extrae una parte del riñón con una aguja que se inserta a través de la piel para determinar la causa de los trastornos renales.

El diagnóstico generalmente se realiza mediante la extracción de una pequeña parte del riñón con una aguja (**biopsia renal**). Si tiene HIVAN, debe comenzar el ART de inmediato porque es el único tratamiento verdaderamente efectivo. Si todavía no hay mucho daño por HIVAN, puede ser reversible. Pero, afortunadamente, la HIVAN no se desarrollará cuando una persona esté recibiendo una ART eficaz; el control de la carga viral significa evitar la HIVAN.

- *Toxicidad de los medicamentos.* Indinavir (*Crixivan*), que ahora se usa con poca frecuencia, causó cálculos renales y podría dañar la función renal, que son dos de los diversos motivos por los que ya no lo usamos mucho. Atazanavir (*Reyataz, Evotaz*) puede hacer lo mismo, aunque es mucho más seguro que indinavir. Tenofovir DF (*Viread, Atripla, Complera, Truvada, Stribild*) también puede dañar los riñones, especialmente en personas que ya tienen problemas renales; el efecto secundario es más probable si también está tomando ritonavir o cobicistat, ya que estos aumentan la concentración sanguínea de tenofovir. La versión más nueva, tenofovir alafenamida (TAF, en *Descovy, Odefsey, Genvoya, y Biktarvy*) es más segura para los riñones y generalmente se prefiere. (Pregunta 30).

> **Medicamentos antiinflamatorios no esteroideos (NSAID)**
> Medicamentos que se usan comúnmente para suprimir la inflamación y tratar el dolor. Algunos están disponibles sin receta médica.

- Tenga cuidado con otros medicamentos que dañan los riñones, como **los medicamentos antiinflamatorios no esteroideos (non-steroidal anti-inflammatory drugs, NSAID)** (ibuprofeno, naproxeno y los medicamentos relacionados, que se encuentran en muchos medicamentos de venta libre, como *Motrin* y *Aleve*). La mayoría de los NRTI deben administrarse en dosis reducidas si tiene problemas renales, aunque no afecten directamente a los riñones. Las personas con VIH a veces pueden tomar otros medicamentos que pueden causar problemas renales, como **trimetoprim-sulfametoxazol (TMP-SMX, cotrimoxazol, Bactrim, Septra)**.

Los problemas renales se detectan con pruebas de control estándar: la creatinina sérica incluida en el panel completo de análisis y un análisis de orina. Estas pruebas se realizan una o dos veces al año, incluso en personas estables que reciben ART.

> **Trimetoprim-sulfametoxazol (TMP-SMX, cotrimoxazol, *Bactrim*, *Septra*)**
> Un antibiótico que se usa para tratar o prevenir la PCP y para prevenir la toxoplasmosis.

50. ¿Existen riesgos para los huesos y las articulaciones?

Los problemas de huesos y articulaciones pueden ser una complicación del VIH, de la terapia contra el VIH o de ambos. Hay dos problemas distintos: osteopenia/osteoporosis y osteonecrosis:

- **La osteopenia** es la pérdida de densidad ósea. Cuando se vuelve lo suficientemente grave, se llama **osteoporosis** (adelgazamiento severo de los huesos que provoca fracturas). Pierde algo de densidad ósea después de comenzar la mayoría de los tratamientos de ART y un poco más cuando el régimen tiene tenofovir DF (TDF, *Viread*, *Truvada Atripla*, *Complera*, *Stribild*), pero la cantidad es pequeña y la densidad ósea generalmente se estabiliza rápidamente sin progresar después. Tenofovir AF (TAF, *Descovy*, *Odefsey*, *Genvoya*, *Biktarvy*) causa poca o ninguna pérdida de densidad ósea. Sin embargo, el VIH por sí solo también causa pérdida ósea, y hay pruebas de que las personas que alguna vez han tenido recuentos bajos de CD4 corren un mayor riesgo de sufrir fracturas óseas. Otros factores de riesgo para la osteopenia incluyen el tabaquismo, el uso de corticosteroides (prednisona), niveles bajos

> **Osteopenia**
> Pérdida de densidad ósea ("adelgazamiento de los huesos").

> **Osteoporosis**
> Osteopenia severa, que puede conducir a fracturas óseas.

de testosterona (hipogonadismo, Pregunta 51), edad avanzada y recuento de CD4 más bajo. El diagnóstico de osteopenia u osteoporosis se realiza mediante DEXA, que ahora se recomienda como prueba de rutina en hombres VIH positivos, mayores de 50 años, y mujeres posmenopáusicas. Una buena dieta y ejercicio de resistencia (desarrollo muscular) también pueden ayudar a preservar la densidad ósea. Se ha demostrado que cambiar de tenofovir DF a otro agente aumenta la densidad ósea, y eso es cierto si se cambia a la nueva versión, tenofovir alafenamida (TAF, Pregunta 30), algún otro NRTI como abacavir, o simplemente se deja de tomar tenofovir DF por completo.

- **La osteonecrosis** es la causa subyacente de la **necrosis avascular**, una destrucción de las articulaciones grandes, generalmente las caderas. No sabemos qué la causa; solo sabemos que es más común en personas con VIH. El primer síntoma es el dolor de cadera. Es posible que las radiografías estándares no la detecten; si el dolor persiste y se sospecha de osteonecrosis, es posible que necesite una resonancia magnética nuclear de las caderas para hacer el diagnóstico. La fisioterapia puede ayudar con el dolor, pero, si no funciona, el único tratamiento es quirúrgico, generalmente se necesita un reemplazo de cadera.

Osteonecrosis
Daño a los huesos en las articulaciones grandes (consulte **Necrosis avascular**).

Necrosis avascular
Daño articular doloroso causado por la osteonecrosis, que suele afectar a las caderas y a veces también a los hombros.

Testosterona
La hormona sexual masculina, que puede ser baja en algunos hombres VIH positivo.

Hipogonadismo
Una deficiencia de testosterona, la hormona sexual masculina.

51. ¿Pueden el VIH o la ART afectar mis hormonas?

Sí. Aquí hay unos ejemplos:

- *Hipogonadismo*. Los hombres con VIH a veces tienen niveles bajos de **testosterona** (**hipogonadismo**). Lo vemos más comúnmente en hombres con enfermedad avanzada del VIH, donde es la consecuencia de la enfermedad, pero también en algunos hombres sanos que reciben una ART eficaz. Los síntomas incluyen fatiga, pérdida de interés en el sexo, disfunción eréctil, pérdida de peso, atrofia muscular o incapacidad para aumentar de peso. El diagnóstico se realiza con un nivel de testosterona libre de sangre, que debe extraerse por la mañana. La afección se trata con geles, parches o inyecciones de testosterona. Se prefieren los geles y los parches porque le brindan niveles más estables y es menos probable que eliminen la producción de testosterona de su propio cuerpo. Es importante destacar que la testosterona *solo* debe usarse en hombres con niveles bajos de testosterona. Si sus niveles son normales, tomar testosterona hará que sus testículos se apaguen. No verán ninguna razón para seguir produciendo testosterona y se marchitarán hasta convertirse en pequeñas avellanas. Si no tenía hipogonadismo antes, lo tendrá ahora. Además, recuerde que no es *normal* que un jubilado de 70 años tenga los niveles de testosterona de un atleta de secundaria de 18 años. Su objetivo debe ser mantener los niveles en el extremo inferior del rango normal, especialmente a medida que envejece. Los hombres mayores que toman dosis excesivas de testosterona corren un mayor riesgo de sufrir infartos de miocardio y cáncer de próstata.

- *Resistencia a la insulina y diabetes.* Consulte la Pregunta 43.

- *Enfermedad de tiroides.* Los problemas de tiroides no son mucho más comunes en los pacientes VIH positivo que en cualquier otra persona, pero si hay alguna duda, es bastante fácil comprobarlo mediante una prueba de tirotropina (thyroid-stimulating hormone, TSH). En raras ocasiones, a medida que el sistema inmunitario

La testosterona solo debe usarse en hombres con niveles bajos de testosterona.

> **Insuficiencia suprarrenal**
> Una deficiencia en la cantidad de cortisol producido por la glándula suprarrenal.

> **Cortisol**
> La hormona esteroide producida por la glándula suprarrenal esencial para muchas funciones corporales, incluida la respuesta al estrés.

> **Glándula suprarrenal**
> Una glándula en el abdomen que produce cortisol, una hormona esteroide que es esencial para muchas funciones corporales, incluida la respuesta al estrés.

> **Síndrome de Cushing**
> Niveles excesivos de cortisol, ya sea debido a la sobreproducción de las glándulas suprarrenales o al uso de medicamentos con esteroides.

> *El mayor riesgo para su sistema nervioso es el propio VIH.*

mejora con la terapia antirretroviral, se puede desarrollar una afección conocida como tiroiditis, que produce un exceso de hormona tiroidea. Los síntomas de tiroides baja son aumento de peso, adelgazamiento del cabello, piel seca y fatiga. Por el contrario, una tiroides demasiado alta puede causar pérdida de peso, diarrea, trastornos del sueño y temblores. En casos severos, los ojos pueden sobresalir, lo que se denomina proptosis.

- *Problemas suprarrenales.* **La insuficiencia suprarrenal** (niveles bajos de **cortisol**, una hormona producida por las **glándulas suprarrenales**) no es común, excepto en personas con la enfermedad avanzada del VIH, que pueden estar fatigadas, marearse cuando se ponen de pie o presentar anomalías en los análisis de sangre que son típicas de esta afección. El **síndrome de Cushing** (exceso de cortisol) y la insuficiencia suprarrenal pueden ocurrir al combinar PI o cobicistat con ciertos aerosoles de esteroides (fluticasona, que se incluye en *Flonase* y *Advair*) o esteroides que se inyectan en las articulaciones para tratar el dolor (Pregunta 34). Si está recibiendo cualquier tratamiento de ART con ritonavir o cobicistat (nuestros dos "refuerzos"), no debe recibir estos tratamientos con esteroides. Hable con su médico acerca de alternativas potencialmente más seguras a estos esteroides o, si es necesario, cambie el tratamiento de ART a algo que no contenga refuerzos.

52. ¿Puede la ART afectar mi sistema nervioso?

El mayor riesgo para su sistema nervioso es el propio VIH. El VIH no tratado puede provocar una serie de problemas neurológicos desagradables, que se analizan más adelante en la Pregunta 73. Para prevenir estos problemas, tome ART. Los medicamentos contra el VIH son, en su mayoría, seguros para el sistema nervioso, pero hay dos cosas que debe saber: la neuropatía periférica y los efectos secundarios del efavirenz:

1. *Neuropatía periférica.* La estavudina (d4T, *Zerit*) y la didanosina (ddI, *Videx*) pueden causar dolor o entumecimiento en los pies y las piernas. Esta complicación puede ser irreversible, lo cual es una razón importante para no tomar estos medicamentos (Pregunta 45).

2. *Efectos secundarios de efavirenz.* Las personas que toman efavirenz (*Sustiva*, *Atripla*), a menudo, experimentan *algo* anormal con las primeras dosis: mareos, sueños vívidos (agradables o no) y "obnibulación" o dificultad para concentrarse, especialmente en la mañana. Estos síntomas tienden a mejorar con cada dosis y, a menudo, desaparecen en unos pocos días. Si duran más de tres a cuatro semanas, es probable que no mejoren y es posible que deba cambiar de medicamento. Efavirenz no se usa tanto en los Estados Unidos como antes, pero sigue siendo el estándar de oro en gran parte del mundo. Si está tomando efavirenz, estos son algunos consejos para acostumbrarse:

    a. Tómelo por la noche, pero al menos dos horas después de la cena. Tomarlo con alimentos grasos puede aumentar los niveles del fármaco y los efectos secundarios.

    b. No tome la primera dosis la noche antes de tener algo importante que hacer. Espere hasta un fin de semana o un momento en el que tenga unos días libres.

> **Benzodiazepina**
> Una clase de medicamentos utilizados para tratar la ansiedad y el insomnio. El diazepam (*Valium*) y el alprazolam (*Xanax*) son ejemplos bien conocidos. Los medicamentos pueden crear hábito y pueden interactuar con algunos medicamentos antirretrovirales.

c. Si está soñando tanto que no duerme bien por la noche, el uso a corto plazo de una **benzodiazepina** (un tranquilizante de la clase *Valium*) puede ayudar a suprimir los sueños. (Sin embargo, las benzodiazepinas no deben usarse para tratar el *insomnio crónico*. Crean hábito, y actualmente hay formas mucho mejores de tratar el insomnio).

d. Si está demasiado aturdido por la mañana, intente tomarlo más temprano en la noche.

e. Una vez que los efectos secundarios desaparezcan, puede tomarlo como y cuando quiera, siempre que lo tome todos los días.

En raras ocasiones, el efavirenz provoca síntomas psiquiátricos más graves, como depresión o alucinaciones. Si se siente deprimido o escucha voces por primera vez en su vida después de haber comenzado recientemente a tomar efavirenz, cambie de medicamento *ahora*. Si estaba deprimido antes de empezar a tomar la droga, y ahora está más deprimido, probablemente debería haber elegido otra cosa. También puede haber efectos a largo plazo. Si simplemente "no es usted mismo" con respecto al estado de ánimo o su capacidad para pensar o concentrarse, hable con su proveedor acerca de si el efavirenz podría ser la causa. A veces, la única forma de averiguarlo es cambiar a un medicamento diferente y ver qué sucede.

3. *Efectos secundarios del inhibidor de la integrasa*. Los INSTI a veces pueden causar efectos secundarios en el sistema nervioso, aunque son menos comunes o graves que con efavirenz. Aunque rara vez son lo suficientemente graves como para provocar la interrupción de los medicamentos, puede sentir insomnio y dolor de cabeza con los inhibidores de la integrasa.

PARTE NUEVE

Infecciones oportunistas y otras complicaciones

¿Qué son las infecciones oportunistas?

¿Cómo puedo prevenir o tratar la tuberculosis?

¿El VIH puede causar cáncer?

Más . . .

53. ¿Qué son las infecciones oportunistas?

> Una OI es una infección causada por un organismo que normalmente es controlado por el sistema inmunitario celular.

Un "oportunista" es una persona que aprovecha las oportunidades, por lo general, a expensas de los demás, para su propio beneficio. De manera similar, una infección oportunista (opportunistic infection, OI) es aquella en la que un **patógeno** (una bacteria, un virus, un hongo o un parásito) se aprovecha de una debilidad en los mecanismos de defensa del cuerpo para causar la enfermedad. En el caso del VIH, una OI es una infección causada por un organismo que normalmente es controlado por el sistema inmunitario celular (la parte del sistema inmunitario más dañada por el VIH*).

> **Patógeno**
>
> Un organismo infeccioso (bacteria, virus, hongo o parásito) que causa una enfermedad.

> **Neumocistis**
>
> Un hongo (*Pneumocystis jiroveci*) que es una causa común de neumonía (PCP) en personas con VIH.

> **Meningitis criptocócica**
>
> Meningitis (infección del líquido cefalorraquídeo y el revestimiento de la médula espinal) causada por la *Cryptococcus*.

Algunos patógenos son casi exclusivamente oportunistas, lo que significa que rara vez causan problemas en personas con sistemas inmunitarios normales. Los ejemplos incluyen muchas de las OI comunes relacionadas con el VIH, como neumonía por **Pneumocystis** (Pregunta 54), **meningitis criptocócica** (Pregunta 57), **complejo Mycobacterium avium (MAC)** en los tejidos y el torrente sanguíneo (Pregunta 55) y *toxoplasmosis* en el cerebro (Pregunta 56). Otros patógenos se aprovechan de los pacientes inmunodeprimidos, pero pueden causar enfermedades en cualquier persona. Algunos ejemplos son el **virus del herpes simple HSV** (Pregunta 89), el virus del papiloma humano (HPV) y la bacteria que causa la tuberculosis (TB) (Pregunta 59), cada uno de los cuales causa una enfermedad más frecuente o grave en personas con recuentos bajos de CD4. En algunos casos, las OI se pueden prevenir evitando la exposición al patógeno en sí. Por ejemplo, reducimos

---

*A diferencia del sistema inmunitario humoral, que combate las infecciones con anticuerpos.

INFECCIONES OPORTUNISTAS Y OTRAS COMPLICACIONES

el riesgo de propagar la TB al aislar a quienes tienen la TB activa; puede evitar la toxoplasmosis al cocinar bien la carne y lavarse bien las manos después de cambiar la caja de arena de su gato; puede evitar la sífilis usando condones. Sin embargo, muchos patógenos oportunistas son omnipresentes: se encuentran en todas partes y no se pueden evitar. Los ejemplos incluyen *Pneumocystis*, MAC y *Cryptococcus*. La prevención de infecciones causadas por estos organismos requiere profilaxis (tratamiento médico que previene la enfermedad) o, mejor aún, ART, que mantiene el recuento de CD4 por encima de la zona de peligro.

La **Tabla 5** enumera la mayoría de las complicaciones del VIH y los recuentos de CD4 en las que ocurren.

54. ¿Qué es PCP?

PCP solía significar neumonía por *Pneumocystis carinii*, una de las OI más comunes en pacientes con VIH positivo. *Pneumocystis* comenzó como un parásito, pero los microbiólogos finalmente descubrieron que era un hongo; también se dieron cuenta de que la forma de rata de pneumocystis era "carinii", y la forma humana era diferente, por lo que cambiaron el nombre a *Pneumocystis jirovecii*. La mayoría de las personas todavía usan la abreviatura PCP, que significa neumonía por *PneumoCystis*. Desafortunadamente, no todos recibieron el memorándum, por lo que a menudo escucho que los proveedores más jóvenes ahora se refieren a él como PJP, lo que solía sonar extraño para mí, pero me estoy acostumbrando.

No puede evitar estar expuesto a la *Pneumocystis*. De hecho, es posible que ya viva sin causar daño en nuestros pulmones, y cause problemas solo si nos volvemos

> **Complejo Mycobacterium avium (MAC)**
> Una bacteria relacionada con la tuberculosis que causa enfermedades en personas con la enfermedad avanzada del VIH, como fiebre, sudores nocturnos, pérdida de peso, diarrea, enfermedad hepática, dolor abdominal y anemia. También conocido como *Mycobacterium avium intracellulare* (MAI).

> **Virus del herpes simple (Herpes simplex virus, HSV)**
> Un virus que causa ampollas y úlceras dolorosas en los labios, los genitales, cerca del ano o en otras partes de la piel.

> **PCP**
> Solía significar neumonía por *Pneumocystis carinii*, una de las OI más comunes en un paciente con VIH positivo. Ahora significa neumonía por *Pneumocystis*, debido al cambio en el nombre de la especie a *Pneumocystis jirovecii*, motivo por el cual algunos la llaman PJP.

127

Tabla 5 Complicaciones del recuento de CD4 del VIH

Recuento de CD4*	Complicaciones infecciosas	Complicaciones no infecciosas
Por encima de 500	Síndrome retroviral agudo [11, 16][†] Candidiasis vaginal [75]	Linfadenopatía generalizada persistente (PGL) [11] Síndrome de Guillain-Barré [16] Miopatía [16] Meningitis aséptica [16]
200–500	Neumonía bacteriana [67] Tuberculosis pulmonar [59] Herpes (herpes zóster) [71] Candidiasis oral (candidiasis bucal) [64] Criptosporidiosis, aguda [66, 90] Sarcoma de Kaposi [61] Leucoplasia vellosa oral (Oral hairy leukoplakia, OHL) [64] Displasia o cáncer cervical y anal [61, 75]	Linfoma [61] Anemia [70] Trombocitopenia (recuento bajo de plaquetas) [6]
Menos de 200	Neumonía por *Pneumocystis* [54] Histoplasmosis [57] Coccidioidomicosis [57] Tuberculosis fuera de los pulmones [59] Leucoencefalopatía multifocal progresiva (PML) [72]	Pérdida de peso y emaciación [69] Neuropatía periférica [73] Demencia asociada al VIH [73]
Menos de 100	Toxoplasmosis [56] Meningitis criptocócica [57] Criptosporidiosis crónica [66, 90] Microsporidiosis [66] Esofagitis candidiásica [65]	
Menos de 50	Enfermedad por CMV [58] Infección MAC [55]	Linfoma primario del sistema nervioso central (Primary central nervous system lymphoma, PCNSL) [61]

*Las afecciones mencionadas pueden ocurrir en recuentos de CD4 en los rangos que se muestran en esta tabla, o por debajo de estos. La mayoría se vuelve más frecuente con recuentos de CD4 más bajos. Si bien son poco comunes, también pueden ocurrir en recuentos de CD4 superiores a los rangos mencionados. Estos casi nunca ocurren en personas que reciben ART que suprime la carga viral, independientemente del recuento de células CD4.

[†]Los números entre corchetes se refieren a los números de las preguntas de este libro.

inmunosuprimidos. Es poco probable que contraiga PCP si su recuento de CD4 está por encima de 200, o si está recibiendo una ART efectiva.

Los síntomas más comunes de PCP son dificultad para respirar que empeora gradualmente, opresión en el pecho, fiebre y tos seca. Muchas personas con PCP describen que las actividades que antes eran fáciles (subir un tramo de escaleras, hablar por teléfono) se complican debido a la dificultad para respirar. El dolor torácico y el esputo asqueroso son más típicos de la neumonía bacteriana, que tiende a aparecer de manera más repentina.

La PCP puede ser fatal si no se trata; era una causa común de muerte antes de que tuviéramos un tratamiento efectivo para el VIH. Las pistas para el diagnóstico incluyen una radiografía de tórax anormal y niveles bajos de oxígeno en la sangre o niveles bajos de saturación de oxígeno que se miden cuando se toman los signos vitales. El diagnóstico se realiza mediante un examen de **esputo inducido**, que consiste en inhalar una solución salina que lo hace toser fuerte y profundamente, o una **broncoscopia**, en la que se usa un endoscopio flexible para tomar muestras del líquido de los pulmones. Un análisis de sangre llamado betaglucano también puede sugerir vehemente una PCP.

Es mejor confirmar el diagnóstico que simplemente tratarlo según una suposición de que es PCP, porque otras afecciones pueden parecerse a la PCP, los esteroides que usamos para tratar la PCP pueden empeorar otras OI y los efectos secundarios son generales durante el ciclo terapéutico de tres semanas.

El mejor tratamiento para la PCP es trimetoprim-sulfametoxazol (TMP-SMX, cotrimoxazol, *Bactrim*,

Esputo inducido

Una prueba utilizada para diagnosticar PCP o tuberculosis en la que los pacientes inhalan una nebulización salina que los hace toser profundamente. Luego, la muestra de esputo se envía al laboratorio para su análisis. También se denomina "inducción de esputo".

Broncoscopia

Un procedimiento de diagnóstico en el que se inserta un tubo flexible en los pulmones a través de la boca (bajo sedación) para que se puedan tomar muestras o biopsias.

La mejor manera de prevenir la PCP es tomar la ART, que debería mantener su recuento de CD4 muy por encima de 200.

Septra). Existen alternativas para las personas que son alérgicas a las sulfonamidas. Las personas con PCP moderada o grave también deben tomar prednisona, un esteroide que evita que su respiración empeore antes de mejorar.

La mejor manera de prevenir la PCP es tomar la ART, que debería mantener su recuento de CD4 muy por encima de 200. Tener una carga viral indetectable también ayuda, independientemente de su recuento de CD4. De hecho, en un estudio grande, nadie que tuviera una carga viral indetectable con un recuento de CD4 entre 100 y 200 contrajo PCP, aunque no estuviera tomando profilaxis. Aun así, se recomienda la profilaxis si su recuento de CD4 está por debajo de 200, independientemente de la carga viral. El mejor fármaco es TMP-SMX en dosis bajas, pero existen alternativas. Si su recuento de CD4 supera los 200 durante al menos tres meses, ya no necesita profilaxis. Al igual que con otras OI, la PCP es mucho menos común de lo que solía ser gracias a la ART efectiva.

La PCP puede ser fatal si no se trata; era una causa común de muerte antes de que tuviéramos un tratamiento efectivo para el VIH.

55. ¿Qué es MAC (MAI)?

MAC significa complejo *Mycobacterium avium*. También se llama MAI, por *Mycobacterium avium intracellulare*. Es una bacteria relacionada con la tuberculosis (TB), pero a diferencia de la TB, rara vez causa enfermedad pulmonar en personas con VIH. (Puede causar enfermedad pulmonar en personas sin VIH; ese es un problema diferente). Para las personas con la enfermedad avanzada del VIH, MAC puede causar fiebre, escalofríos, sudores nocturnos y pérdida de peso. Por lo general, ingresa al cuerpo a través del tracto gastrointestinal o respiratorio, luego se propaga a los ganglios linfáticos locales. Con el tiempo suficiente, MAC se disemina, lo que significa que está en el torrente sanguíneo y se propaga por todo el cuerpo. Puede afectar el hígado (genera pruebas de función hepática anormales), la pared de los intestinos (provoca emaciación y diarrea) y los ganglios linfáticos (causa dolor abdominal).

Para hacer un diagnóstico de MAC diseminado, el organismo se debe cultivar en una parte del cuerpo que se supone que es estéril, por lo general, la sangre, pero se pueden tomar cultivos de la médula ósea, el hígado, los ganglios linfáticos u otros órganos internos. El MAC que se encuentra en el esputo o las heces no cuenta como infección diseminada, puede que solo esté **colonizando** los intestinos o los pulmones, pero esto puede ser un presagio de una enfermedad diseminada si la ART no se inicia pronto.

El MAC diseminado requiere tratamiento con **claritromicina** o **azitromicina** junto con **etambutol** y, a veces, rifampicina o **rifabutina**. El tratamiento limpia la sangre y suprime los síntomas, pero no es una cura. MAC regresará si se suspenden los medicamentos, pero si su recuento de CD4 aumenta con la ART a más de 100 durante al menos seis meses, puede suspender el tratamiento.

MAC no es una preocupación a menos que su recuento de CD4 esté por debajo de 50. Solíamos recomendar profilaxis para MAC para aquellos con un recuento de células CD4 en este nivel bajo, pero ahora sabemos que ART es mucho más importante para prevenir MAC, por lo que le damos prioridad. Como tantas otras OI, no puede evitar la exposición a MAC porque está en todas partes. La prevención mediante la mejora del sistema inmunitario con ART es la mejor manera de evitar contraer MAC.

Colonización
La presencia en el cuerpo de microorganismos (virus, bacterias, etc.) que no están causando síntomas ni enfermedad.

Claritromicina, azitromicina
Antibióticos que se pueden usar para tratar o prevenir MAC, así como algunas infecciones pulmonares bacterianas.

Etambutol
Medicamento que se usa para tratar MAC y TB en combinación con otros medicamentos.

Rifabutina
Medicamento que se usa para tratar o prevenir MAC. También se utiliza como alternativa a la rifampicina para tratar la tuberculosis.

131

INFECCIONES OPORTUNISTAS Y OTRAS COMPLICACIONES

> *MAC no es una preocupación a menos que su recuento de CD4 esté por debajo de 50.*

Toxoplasma
Un parásito (*Toxoplasma gondii*) que causa lesiones cerebrales (encefalitis) en personas con VIH.

Encefalitis
Una infección del cerebro.

Prueba de anticuerpos contra el toxoplasma
Un análisis de sangre utilizado para buscar exposición al parásito *Toxoplasma*.

56. ¿Qué es toxo?

"Toxo" es la abreviatura de toxoplasmosis, una enfermedad causada por el parásito **Toxoplasma** *gondii*. Usted se infecta al comer carne poco cocida (especialmente cordero, cerdo o res) o al exponerse a heces de gato (generalmente por accidente, tras no lavarse las manos después de cambiar la caja de arena de su gato). Después de la infección, el parásito vive en su cuerpo, protegido por el sistema inmunitario, y no causa daño mientras su sistema inmunitario se mantenga saludable. Sin embargo, si su recuento de CD4 cae por debajo de 100, puede enfermarse. La forma más común y grave de toxo es la **encefalitis**, en la que se forman abscesos en el cerebro.

Un simple análisis de sangre, la **prueba de anticuerpos contra el toxoplasma**, le dirá si tiene el parásito. Una prueba positiva significa que, en algún momento de su vida, estuvo infectado. Quizás en su niñez compartió una caja de arena con un gatito, o quizás de adulto desarrolló el gusto por el carpaccio o el filete tártaro. Si su prueba es positiva, mantenga su recuento de CD4 muy por encima de 100 con ART, para que su sistema inmunitario pueda protegerlo. Si cae por debajo de 100, tome profilaxis, con trimetoprima-sulfametoxazol (TMP-SMX, cotrimoxazol, *Bactrim, Septra*) o con alguna de las alternativas para prevenir la encefalitis.

Si tiene una prueba de anticuerpos negativa, evite la infección con el parásito, especialmente si su recuento de CD4 es bajo. No coma carne cruda o a poco cocer. Use guantes en el jardín y lávese las manos después de cavar en la tierra. Pídale a otra persona que cambie la caja de arena por usted o tome las precauciones adecuadas. No es necesario cambiar al gatito por un perro si tiene cuidado (Pregunta 94). Los estudios no muestran un mayor riesgo de toxo en los dueños de gatos.

La encefalitis toxoplásmica (también llamada "CNS toxo") comienza con dolor de cabeza o síntomas neurológicos como convulsiones o debilidad que afecta un lado del cuerpo. Es tratable, pero solo con una combinación de varios medicamentos desagradables que se toman en dosis altas durante al menos seis semanas, seguidas de dosis más bajas hasta que su recuento de CD4 aumente con la ART. La prevención es definitivamente el camino a seguir.

57. ¿Qué pasa con la meningitis criptocócica y otras infecciones fúngicas?

La meningitis criptocócica es una infección del líquido cefalorraquídeo y del revestimiento del cerebro con *Cryptococcus,* una levadura (hongo) que se encuentra en el suelo y se inhala hacia los pulmones. Aunque las personas infectadas con *Cryptococcus* pueden desarrollar neumonía, lesiones en la piel u otros síntomas, la mayoría desarrolla **meningitis**, con dolor de cabeza y fiebre que empeoran gradualmente. A diferencia de la meningitis bacteriana, que lo enferma muy rápidamente, la criptografía aparece de manera más gradual. Sin embargo, si no se trata, puede provocar ceguera, sordera y muerte. Es poco probable que ocurra en personas con recuentos de CD4 superiores a 100.

Un simple análisis de sangre, el **antígeno criptocócico** sérico (cryptococcal antigen, CRAG), casi siempre da positivo en personas con meningitis criptocócica. Si es positivo, necesita una **punción lumbar** inmediata para confirmar el diagnóstico y ayudar a determinar la gravedad. El tratamiento generalmente implica al menos dos semanas de **anfotericina B** administrada por vía intravenosa, a menudo con **flucitosina (5-FC)**, seguida de un ciclo prolongado de **fluconazol**, administrado por

Meningitis
Infección o inflamación del líquido cefalorraquídeo y del revestimiento de la médula espinal.

Antígeno criptocócico
Análisis realizado en sangre o líquido cefalorraquídeo que se utiliza para diagnosticar la meningitis criptocócica.

Punción lumbar
Procedimiento en el que se inserta una aguja en la espalda entre las vértebras para recolectar una muestra de líquido cefalorraquídeo (cerebrospinal fluid, CSF) para diagnosticar la meningitis.

Anfotericina B
Medicamento intravenoso que se usa para tratar infecciones fúngicas graves.

Flucitosina (5-FC)
Medicamento que se usa para tratar infecciones fúngicas, generalmente, en combinación con anfotericina.

Fluconazol
Medicamento que se usa para tratar infecciones fúngicas.

> **Recaída**
> El regreso de una enfermedad, por lo general, en alguien con una afección crónica.

> **Candidiasis**
> Una infección causada por la *cándida*, una levadura común.

> **Histoplasmosis**
> Una enfermedad causada por *Histoplasma capsulatum*, un hongo que se encuentra principalmente en los valles de los ríos Ohio y Mississippi, que causa una infección pulmonar en personas con sistemas inmunitarios normales e infección de los pulmones y otros órganos en personas con recuentos bajos de CD4.

> **Coccidioidomicosis ("fiebre del valle")**
> Una enfermedad causada por *Coccidioides immitis*, un hongo que se encuentra principalmente en los desiertos y valles del suroeste de los Estados Unidos y el norte de México. Puede causar enfermedad pulmonar, meningitis e infección de otros órganos.

vía oral. En casos severos, se pueden necesitar punciones lumbares frecuentes para bajar la presión del líquido cefalorraquídeo durante los primeros días de terapia. Cuando las personas mueren de criptografía, es porque esperaron demasiado para recibir tratamiento o porque tenían una presión alta en el líquido cefalorraquídeo que no se trató con la suficiente agresividad.

Una vez que le hayan diagnosticado meningitis criptocócica, debe seguir tomando fluconazol para evitar una **recaída** hasta que su recuento de CD4 haya aumentado con ART (por encima de 200 durante al menos seis meses). No existe una forma clara de prevenir la infección inicial con *Cryptococcus* porque es un organismo muy común.

Ya que estamos en el tema de las infecciones fúngicas graves, vale la pena mencionar algunas más. La **candidiasis** se analiza en las Preguntas 64, 65 y 75. La **histoplasmosis** es causada por *Histoplasma capsulatum*, un hongo que es común en los valles de los ríos Ohio y Mississippi. La **coccidioidomicosis ("fiebre del valle")** es causada por el *Coccidioides immitis*, un hongo que se encuentra en los valles y desiertos del suroeste de los Estados Unidos y el norte de México. Ambos pueden causar enfermedades pulmonares en personas con sistemas inmunitarios normales, pero pueden causar enfermedades más graves y generalizadas, incluida la meningitis, en personas con recuentos bajos de CD4. Puede infectarse al inhalar polvo contaminado, y el hongo puede vivir en su cuerpo y esperar hasta que su recuento de CD4 sea bajo para causar la enfermedad. Si está inmunodeprimido (particularmente antes de comenzar la ART) y ha estado viviendo o de vacaciones en el Medio Oeste o el suroeste, vale la pena mencionar esto a sus proveedores, en particular si comienza a tener síntomas inexplicables.

58. ¿Qué es CMV?

Citomegalovirus (CMV) significa "virus de células grandes", porque las células infectadas con CMV son grandes. El CMV es un tipo de **herpesvirus** y, como todos los virus del herpes, no puede deshacerse de él una vez que lo tiene. Debido a que es común y se transmite fácilmente por vía sexual, la mayoría de las personas con VIH ya han sido infectadas.

El CMV rara vez es un problema para las personas con sistemas inmunitarios normales, incluidas las personas VIH positivas con recuentos de CD4 incluso moderados. No tiene que preocuparse por el CMV si su recuento de CD4 está por encima de 50 o si está recibiendo ART efectiva. La complicación más común del CMV es la **retinitis**, una infección de la retina (la parte posterior del ojo), que puede provocar ceguera si no se trata. Consulte a un oftalmólogo con regularidad e informe *inmediatamente* a su médico sobre los cambios visuales si tiene un recuento bajo de CD4.

El CMV también puede causar problemas gastrointestinales, incluidas úlceras dolorosas en el esófago (**esofagitis**) (Pregunta 64), o infección del estómago (**gastritis**), intestino delgado (**enteritis**) o colon (**colitis**), lo que provoca diarrea y dolor abdominal. El CMV también puede afectar el sistema nervioso, lo que causa una infección del cerebro (encefalitis), la médula espinal (**mielitis**) o los nervios espinales (**radiculitis, radiculopatía**).

Una **prueba de anticuerpos anti-CMV IgG** positiva significa que tiene el virus. La mayoría de las personas con VIH positivo son positivas, y no hay mucho que hacer al respecto además de mantener alto el recuento de CD4

La complicación más común del Citomegalovirus (Cytomegalovirus, CMV) es la retinitis, una infección de la retina (la parte posterior del ojo), que puede provocar ceguera si no se trata.

Citomegalovirus (CMV)

Un virus que puede infectar los ojos, el tracto gastrointestinal, el hígado y el sistema nervioso en personas con VIH avanzado. La causa más común de retinitis (infección de la parte posterior del ojo).

> **Herpesvirus**
> Una familia de virus que pueden causar una infección aguda pero que también permanecen latentes en el cuerpo y recurren. Los ejemplos de herpesvirus incluyen el virus del herpes simple (HSV-1 y HSV-2), el virus de la varicela-zoster (VZV), el citomegalovirus (CMV), el virus de Epstein-Barr (Epstein-Barr virus, EBV) y el virus del herpes humano-8 (human herpesvirus-8, HHV-8).

> **Retinitis**
> Una infección de la retina (la superficie interior de la parte posterior del ojo), que puede provocar ceguera si no se trata. La mayoría de las veces es causada por el CMV.

> **Esofagitis**
> Infección o inflamación del esófago.

> **Gastritis**
> Infección o inflamación del estómago.

> **Enteritis**
> Infección o inflamación del intestino delgado.

con la ART. Si la prueba es negativa, evite la infección por CMV: practique sexo seguro, y si alguna vez necesita una transfusión, debe ser con sangre CMV negativa.

59. ¿Cómo puedo prevenir o tratar la tuberculosis?

Cualquiera puede contraer tuberculosis (TB), pero el riesgo es mayor para las personas con VIH, ya que aumenta a medida que disminuye el recuento de CD4. Las personas con recuentos bajos de CD4 pueden contraer una tuberculosis más grave, que se puede propagar por todo el cuerpo y afectar otros órganos además de los pulmones. Usted se infecta con *Mycobacterium tuberculosis* (la bacteria de la TB) a través del contacto cercano con alguien que tiene TB activa y está tosiendo. La infección no siempre conduce a la enfermedad. Su cuerpo puede controlar el organismo por sí mismo, especialmente si tiene un recuento alto de CD4. Pero si el recuento de CD4 cae, es posible que su sistema inmunitario ya no pueda protegerlo.

Todas las personas con VIH deben hacerse la prueba de infección de TB, ya sea con una prueba cutánea de tuberculina (TST, también conocida como PPD) o un análisis de sangre de ensayo de liberación de interferón-gamma (interferon-gamma release assay, IGRA) como *QuantiFERON-TB Gold* o T-SPOT.TB. Una prueba positiva no significa que tenga TB activa, pero sí significa que ha estado expuesto al organismo y que está inactivo en su cuerpo (infección tuberculosa latente [latent tuberculosis infection, LTBI]). Si tiene LTBI en base a una prueba positiva, si ha estado en contacto cercano con alguien con TB activa, o si hay evidencia de TB antigua en su radiografía de tórax, generalmente usamos un ciclo de rifampicina de cuatro meses o un ciclo de **isoniazida (INH)** de nueve meses para matar la bacteria y prevenir la TB. Tenga cuidado: la rifampicina interactúa con muchos medicamentos, incluida la ART, así que asegúrese de que su proveedor esté atento a esto. Las pruebas de TB son menos precisas si está inmunodeprimido, por lo que deben repetirse después de que su recuento de CD4 haya aumentado con la ART.

Los síntomas de la TB activa incluyen fiebre prolongada, sudores nocturnos, pérdida de peso y tos con esputo asqueroso o sanguinolento; otros síntomas dependen de las partes del cuerpo involucradas. El diagnóstico generalmente se realiza con pruebas de esputo, aunque en ocasiones puede ser necesaria una broncoscopia o biopsias de los órganos afectados. La TB es curable con un ciclo de terapia de seis meses que involucra una combinación de medicamentos. Debido a que es tan contagioso, el tratamiento puede administrarse en conjunto con el departamento de salud, mediante la **terapia de observación directa (directly observed therapy, DOT)**.

60. ¿Cómo prevengo las infecciones oportunistas?

La profilaxis es un término elegante para la prevención. Cuando hablamos de profilaxis, nos referimos al uso de un fármaco para prevenir una infección oportunista (OI). Si su carga viral es indetectable y su recuento de CD4 es alto, no necesita preocuparse, pero si su recuento de CD4 es bajo, esto es lo que debe hacer para prevenir algunas OI:

- *PCP*. Comience la profilaxis con trimetoprima-sulfametoxazol (TMP-SMX, cotrimoxazol, *Bactrim*, *Septra*) cuando su recuento de CD4 sea

---

Colitis
Infección o inflamación del colon (intestino grueso).

Mielitis
Infección o inflamación de la médula espinal.

Radiculitis (radiculopatía)
Infección o inflamación de los nervios que emergen de la médula espinal.

Prueba de anticuerpos anti-CMV IgG
Un análisis de sangre que se usa para buscar una infección por CMV.

Cualquiera puede contraer tuberculosis (TB), pero el riesgo es mucho mayor para las personas con VIH.

Isoniazida (INH)
Medicamento que se usa para tratar o prevenir la tuberculosis.

Terapia de observación directa (DOT)

Un programa en el que un profesional de atención médica le administra directamente el tratamiento a un paciente, en su hogar o en una clínica, para garantizar que lo tome. Más común con el tratamiento de la tuberculosis, pero a veces se usa para la terapia del VIH.

Dapsona

Medicamento que se usa para tratar o prevenir la PCP y para prevenir la toxoplasmosis.

Pentamidina

Medicamento que se usa para tratar o prevenir la PCP en personas con función inmunitaria deficiente.

Atovacuona (*Mepron*)

Medicamento que se usa para tratar o prevenir la PCP.

Pirimetamina

Medicamento que se usa para tratar o prevenir la PCP o la toxoplasmosis.

Leucovorina (o ácido folínico)

Medicamento que se usa para prevenir la toxicidad de la médula ósea debido a la pirimetamina.

---

inferior a 200. Si no puede tomar TMP-SMX, use **dapsona**, **pentamidina** en aerosol o **atovaquona (Mepron)** (Pregunta 54).

- *Toxoplasmosis*. Inicie la profilaxis si tiene un Anticuerpo de inmunoglobulina G contra la *toxoplasmosis y* su recuento de CD4 es inferior a 100. Si ya está tomando TMP-SMX, está cubierto (pero asegúrese de tomar un comprimido de doble concentración todos los días). Si no puede tomar TMP-SMX, use una combinación de dapsona, **pirimetamina** y **leucovorina (o ácido folínico)**. Si su anticuerpo es negativo, evite la exposición (Preguntas 56 y 94).

- *Complejo Mycobacterium avium (MAC)*. Ya no se recomienda la profilaxis. La mejor manera de prevenir MAC (y todas las OI) es comenzar con la ART (Pregunta 55).

- *Citomegalovirus (CMV)*. No se recomienda la profilaxis. La mayoría de las personas con VIH ya han estado expuestas y corren el riesgo de enfermarse solo si su recuento de CD4 cae por debajo de 50 (Pregunta 58).

- *Infecciones fúngicas* (cándida *y meningitis criptocócica*). A menos que ya haya tenido una de estas infecciones, no se recomienda la profilaxis (Pregunta 57).

- *Herpes y culebrilla*. Si nunca ha tenido estos problemas, no se recomienda la prevención. Si tiene episodios frecuentes de herpes (varios por año), considere la supresión crónica con **aciclovir**, **valacyclovir** o **famciclovir**. La culebrilla pocas veces ataca en más de una ocasión, pero cuando lo hace, rara vez es necesaria la profilaxis (Pregunta 60). Hay una nueva vacuna contra la culebrilla que se recomienda para todas las personas mayores de 50 años, incluidas las personas con VIH que reciben ART.

61. ¿El VIH puede causar cáncer?

Las personas con VIH tienen un mayor riesgo de padecer ciertos tipos de cáncer, aunque son mucho menos comunes que las OI. Los cánceres que se asocian con más contundencia al VIH se discuten aquí:

- **El sarcoma de Kaposi (KS)** fue un gran problema durante los primeros años de la epidemia; afortunadamente, vemos muy poco de eso ahora en los Estados Unidos. (Sigue siendo un problema común relacionado con el VIH en algunas partes del mundo, en particular en África). Es causada por un virus, el **herpesvirus humano-8 (HHV-8)**, también conocido como **herpesvirus asociado al sarcoma de Kaposi (Kaposi's sarcoma–associated herpesvirus, KSHV)**. Por razones que no se entienden completamente, el KS ocurre principalmente en hombres homosexuales y bisexuales. Por lo general, causa lesiones cutáneas elevadas de color púrpura, pero también puede afectar la boca, los pulmones, el tracto gastrointestinal y otros órganos. Los casos leves pueden tratarse con terapias tópicas aplicadas a las lesiones de la piel, pero los casos más graves deben tratarse con quimioterapia contra el cáncer. Aunque a menudo mejora con la terapia contra el VIH, el KS a veces puede ocurrir incluso con recuentos elevados de CD4.
- El linfoma no ocurre con frecuencia, pero es un problema grave cuando lo hace. El tipo más común es el **linfoma no Hodgkin (NHL)**, pero las personas con VIH también tienen un mayor riesgo de padecer la **enfermedad de Hodgkin** y el **linfoma de Burkitt**. El linfoma puede aparecer prácticamente en cualquier parte del cuerpo y se diagnostica tomando una muestra de tejido anormal (**biopsia**). Responde bien a la quimioterapia

---

Aciclovir
Medicamento que se usa para tratar el herpes simple y el virus de la varicela zóster.

Valaciclovir
Medicamento que se usa para tratar el herpes simple y el virus de la varicela zóster.

Famciclovir
Medicamento que se usa para tratar el herpes simple y el virus de la varicela zóster.

El cáncer de cuello uterino y el cáncer anal son causados por el virus del papiloma humano (HPV), un virus de transmisión sexual que causa displasia (células anormales).

> **Sarcoma de Kaposi (KS)**
>
> Tumor causado por un virus, que es más común en personas con VIH, especialmente en hombres homosexuales. Aunque, por lo general, afecta la piel, el KS también puede afectar otras partes del cuerpo, incluido el tracto gastrointestinal y los pulmones.

> **Herpesvirus humano-8 (HHV-8)**
>
> El virus que causa el sarcoma de Kaposi, el síndrome de Castleman y algunos linfomas raros. También llamado herpesvirus asociado al sarcoma de Kaposi (KSHV).

> **Herpesvirus asociado al sarcoma de Kaposi (KSHV)**
>
> Un nombre alternativo para el virus del herpes humano-8 (HHV-8), que causa el sarcoma de Kaposi.

> **Linfoma no Hodgkin (NHL)**
>
> El tipo más común de linfoma en personas con VIH.

> **Enfermedad de Hodgkin**
>
> Un tipo de linfoma que es más común en personas con VIH, pero es menos común que el linfoma no Hodgkin (NHL).

y el resultado depende del tipo de linfoma y del recuento de CD4. Recibir una ART eficaz puede marcar una gran diferencia en la disminución del riesgo de linfoma.

- **Linfoma primario del sistema nervioso central (PCNSL)**, un linfoma del cerebro, es el cáncer que *menos* le gustaría tener. Por fortuna, casi nunca ocurre en personas con recuentos de CD4 superiores a 50. Se trata con radiación, pero en los viejos tiempos, el pronóstico era miserable. Las cosas están un poco mejor ahora; aun así, esta es una complicación temida de la enfermedad avanzada del VIH, que debe evitarse tomando ART.

- **El cáncer de cuello uterino** y el **cáncer anal** son causados por el virus del papiloma humano (HPV), un virus de transmisión sexual que causa displasia (células anormales), que eventualmente puede convertirse en cáncer si no se trata. Las mujeres deben hacerse pruebas de Papanicolaou con regularidad para diagnosticar la displasia y prevenir el cáncer. También se están haciendo pruebas de Papanicolaou anal, especialmente en hombres homosexuales y bisexuales (Pregunta 81). Todas las personas menores de 27 años deben recibir la vacuna contra el HPV para ayudar a prevenir estos tipos de cáncer (Pregunta 26); también puede hablar con su proveedor sobre cómo obtener la vacuna contra el HPV hasta los 45 años. ¡Yo lo recomendaría!

He analizado los cánceres más comunes relacionados con el VIH, pero es posible que las personas VIH positivo también tengan un mayor riesgo de padecer otros tipos de cáncer, en particular el cáncer de pulmón, ¡otro gran motivo para no fumar! Estar en ART probablemente ayude; comenzar temprano puede ayudar aún

INFECCIONES OPORTUNISTAS Y OTRAS COMPLICACIONES

más. Asegúrese de estar al día con las pruebas de detección de cáncer estándares según la edad (colonoscopia, mamografía, antígeno prostático específico [PSA], etc.).

62. ¿Qué es la reconstitución inmune?

La reconstitución inmune se refiere a la reparación del sistema inmunitario con ART. Eso suele ser algo bueno, excepto cuando provoca el **síndrome inflamatorio de reconstitución inmune (IRIS)**. IRIS ocurre cuando la capacidad recién restaurada del cuerpo para combatir infecciones crea problemas.

Usemos MAC como un ejemplo (Pregunta 55). No contrae MAC a menos que su sistema inmunitario esté gravemente dañado, generalmente con un recuento de CD4 por debajo de 50. En ese momento, su sistema inmunitario es incapaz de combatir las bacterias MAC que están desenfrenadas en el cuerpo. Sin embargo, si comienza la ART cuando tiene MAC, su sistema inmunitario puede recuperarse lo suficiente como para comenzar a hacer su trabajo. Formará paredes alrededor de las bacterias, lo que provocará abscesos o ganglios linfáticos agrandados e inflamados. La respuesta inmunitaria puede causar fiebre, sudores nocturnos y pérdida de peso.

IRIS puede ocurrir con una variedad de organismos. Los más comunes son MAC y TB, pero también puede ocurrir con CMV, *Pneumocystis*, *Cryptococcus* y otros. Las personas, a veces, tienen brotes de culebrilla o herpes después de comenzar la ART. Incluso el sarcoma de Kaposi y la **leucoencefalopatía multifocal progresiva (progressive multifocal leukoencephalopathy, PML)**, que por lo general mejoran con ART, a veces pueden empeorar.

Linfoma de Burkitt
Un tipo de linfoma que se observa con más frecuencia en personas con VIH que el linfoma no Hodgkin (NHL).

Biopsia
Procedimiento en el que se extrae una parte de tejido, ya sea con una aguja a través de la piel, a través de un endoscopio colocado en los pulmones o el tracto gastrointestinal, o mediante un procedimiento quirúrgico. Luego, la muestra se examina bajo un microscopio o se envía para cultivo para hacer un diagnóstico.

Linfoma primario del sistema nervioso central (PCNSL)
Un linfoma que afecta el cerebro, visto solo en personas con enfermedad avanzada por VIH.

Cáncer de cuello uterino
Cáncer del cuello uterino (la boca del útero) causado por el HPV.

141

Cáncer de ano
Cáncer de ano causado por el HPV.

Síndrome inflamatorio de reconstitución inmune (SIRI)
Una afección que, a veces, ocurre en personas con recuentos bajos de CD4 que inician una ART en la que el sistema inmunitario mejorado reacciona a organismos (como MAC, la bacteria de la TB u hongos), lo que causa enfermedades, como fiebre, pérdida de peso, inflamación de los ganglios linfáticos o abscesos

Leucoencefalopatía multifocal progresiva (PML)
Infección viral del cerebro causada por el virus JC, que provoca un deterioro neurológico progresivo.

Es tan desagradable como IRIS, pero también es temporal y una señal de que su sistema inmunitario se está recuperando. En casi todos los casos, debe continuar con la ART. El VIH no tratado es mucho peor que el IRIS. Es importante diagnosticar la OI subyacente, generalmente con una biopsia, y luego tratarla. Los esteroides (prednisona), a veces, se usan para ayudar a las personas a superar el IRIS al mitigar la respuesta inmunitaria al organismo y al mismo tiempo permitir que la ART suprima el VIH. La dosis de prednisona se puede reducir gradualmente hasta que desaparezcan los síntomas.

63. ¿El VIH o la ART me harán envejecer más rápido?

Recientemente se ha hablado mucho sobre el "envejecimiento acelerado" con el VIH. El término da miedo y es un poco engañoso. No significa que tendrá canas y arrugas antes, o que el proceso general de envejecimiento se está acelerando, o que va más rápido hacia la tumba. En cambio, se refiere al hecho de que algunas de las complicaciones del envejecimiento se observan con mayor frecuencia a edades más tempranas en algunas personas VIH positivo. Los ejemplos incluyen enfermedades cardíacas, osteoporosis, cáncer y cambios en la función cerebral, incluida la demencia.

Hay muchas preguntas sin respuesta sobre el VIH y el envejecimiento, que ahora es un tema de muchas especulaciones e investigaciones científicas:

1. *¿El "envejecimiento prematuro" es causado por el VIH, la ART o ambos?* El VIH en sí es principal culpable. Las personas que comienzan la ART con recuentos bajos de CD4 corren un mayor riesgo de sufrir enfermedades cardíacas,

fracturas óseas y deterioro cognitivo (enfermedad cerebral). Las personas que pasan mucho tiempo con cargas virales altas tienen un mayor riesgo de tener linfoma y otras complicaciones. La ART contribuye en gran medida a prevenir las complicaciones a largo plazo del VIH, pero no lo salva por completo, porque el tratamiento con algunos medicamentos puede aumentar el riesgo de una enfermedad renal, pérdida de densidad ósea y enfermedad cardíaca. Sabemos que son más las ventajas de la ART que las desventajas. Además, la ART de hoy es mucho más segura que los tratamientos que usábamos en los inicios de la terapia del VIH.

2. *¿Cómo acelera el VIH el envejecimiento?* La inflamación y la activación inmune que ocurren con el VIH son probablemente las responsables (Pregunta 9). Estos son los motivos más probables del aumento del riesgo de complicaciones del envejecimiento. La ART reduce drásticamente estos procesos, lo que explica muchos de sus beneficios a largo plazo.

3. *¿Puede el VIH causar envejecimiento prematuro a pesar de una ART efectiva?* La ART claramente ralentiza este proceso, pero no sabemos si comenzar la ART temprano, con un recuento alto de CD4, eliminará por completo los riesgos a largo plazo. (Sospecho que lo hará). Las personas que reciben ART tienen niveles mucho más bajos de inflamación y activación inmunitaria que las personas que no reciben tratamiento, pero sus niveles aún pueden ser un poco más altos que en las personas VIH negativo. Necesitaremos más tiempo para averiguar si alguien con VIH tratado de manera óptima puede esperar la misma calidad de vida que alguien sin VIH.

Por ahora, la mejor manera de mantenerse saludable en la vejez es mantener su carga viral suprimida con ART, tomar los medicamentos contra el VIH más seguros posibles y luego seguir todas las mismas recomendaciones que damos a las personas sin VIH para que podamos tener vidas largas y saludables. Y si quiere detener una causa comprobada del envejecimiento prematuro, ¡deje de fumar!

PARTE DIEZ

Síntomas

¿Qué puedo hacer con las náuseas y la diarrea?

¿Qué pasa si tengo un resfriado o gripe?

¿Por qué estoy cansado?

Más . . .

64. ¿Qué le pasa a la boca?

> **Candidiasis orofaríngea**
> Infección por *cándida* (levadura) que afecta la boca y la garganta, incluyendo la candidiasis bucal, queilitis angular y candidiasis eritematosa.

> **Cándida**
> Un hongo (levadura) que puede causar candidiasis bucal, esofagitis y vaginitis en personas con VIH.

> **Leucoplasia vellosa oral (OHL)**
> Placas blancas indoloras, o "rayas", a los lados de la lengua causadas por el virus de Epstein-Barr.

> **Virus de Epstein-Barr (VEB)**
> Un herpesvirus que causa mononucleosis infecciosa ("mono"), leucoplasia vellosa oral y algunos linfomas.

> **Candidiasis eritematosa**
> Infección de la boca causada por la *cándida* en la que el techo de la boca (paladar) se enrojece y a veces duele.

La causa más común de problemas de la boca y la garganta en personas que no reciben ART es **la candidiasis orofaríngea** ("candidiasis bucal"), una acumulación de **cándida** (una levadura u hongo común). La candidiasis bucal es fácil de diagnosticar con un espejo y una linterna. Verá manchas de color amarillo blanquecino, parecidas a la cuajada, especialmente en el paladar y los lados de la boca, la parte posterior de la garganta y las encías. Estos parches se pueden raspar fácilmente. No confunda una capa blanca en la lengua con la candidiasis. La lengua suele ser la última parte de la boca en tener candidiasis, y una capa blanca en la lengua, sin otra evidencia de aftas, suele ser solo... una capa blanca en la lengua. En otras palabras, es benigno y no un problema. Los cirujanos orales y los dentistas le dirán que hay mucha variabilidad en el aspecto que puede tener una lengua normal.

La candidiasis también se puede confundir con la **leucoplasia vellosa oral (OHL)**, una afección causada por el **virus de Epstein-Barr (EBV)** que se ve como una raya blanca que corre a lo largo de ambos lados de la lengua. A diferencia de la candidiasis, no se puede raspar. La *cándida* puede causar otros problemas bucales, además de la candidiasis bucal: **candidiasis eritematosa** (enrojecimiento en el paladar que a veces es doloroso) y **queilitis angular** (grietas en las comisuras de los labios).

Las úlceras dolorosas en la boca pueden ser causadas por virus, pero, con mayor frecuencia, son **úlceras aftosas**, más comúnmente conocidas por el público no médico como aftas. "Aftoso", además de ser una buena palabra para un concurso de ortografía, esencialmente significa que no tenemos idea de qué lo causa. El diagnóstico de la mayoría de estas afecciones, por lo general, se basa solo en la apariencia; no se necesitan pruebas especiales. En raras ocasiones, un cirujano bucal puede realizar una biopsia.

La candidiasis bucal y la OHL son afecciones bastante benignas, pero ambas indican que algo anda muy mal con su sistema inmunitario y que debería haber comenzado el ART antes. La candidiasis bucal se trata con medicamentos antimicóticos: fluconazol oral o medicamentos que solo tratan las superficies, como las **pastillas de clotrimazol** o los enjuagues bucales de **nistatina**. Debido a que es inofensivo, generalmente no tratamos la OHL excepto con ART; generalmente se resuelve después de que las personas han estado en tratamiento durante algunos meses.

Antes de dejar de hablar de la boca, no olvides los dientes y las encías. Las personas con recuentos bajos de CD4 corren el riesgo de sufrir infecciones bucales graves. Cepillarse los dientes, usar hilo dental y visitar a un dentista y a un higienista bucal con regularidad son importantes para mantener los dientes y las encías en buen estado.

65. ¿Por qué duele tragar?

Hay dos términos médicos para los síntomas de deglución: **disfagia** (dificultad para tragar) y **odinofagia** (dolor al tragar), pero la distinción es menos importante que la ubicación. ¿El problema se limita a la parte posterior de la garganta (**faringe**) o se extiende hacia el pecho (**esófago**)? Para los síntomas de la boca y la garganta, consulte la Pregunta 64.

Cuando el problema está en el pecho, puede ser un signo de esofagitis, una inflamación del esófago, el tubo

La candidiasis bucal y la OHL son afecciones bastante benignas, pero ambas indican que algo anda muy mal con su sistema inmunitario.

Queilitis angular

Grietas en las comisuras de los labios, a veces causadas por la *cándida*.

Úlceras aftosas

Úlceras dolorosas en la boca (estomatitis aftosa) o en el esófago (esofagitis aftosa), que pueden ocurrir en personas con VIH. Las personas que no pertenecen al entorno médico las llaman "aftas bucales". Se desconoce la causa.

Pastillas de clotrimazol

Pastillas antimicóticas utilizadas para tratar la candidiasis.

Nistatina

Un enjuague bucal antifúngico que se usa para tratar la candidiasis.

Disfagia
Dificultad para tragar.

Odinofagia
Deglución dolorosa.

Faringe
Garganta.

Esófago
El tubo que conecta la boca y la garganta con el estómago.

Vaginitis
Infección o inflamación de la vagina.

Endoscopia
Procedimiento médico en el que se inserta un tubo flexible en el esófago y el estómago a través de la boca, mientras el paciente está sedado, para tomar muestras o biopsias o para tratar una variedad de afecciones.

que conecta la garganta con el estómago. La causa más común es la *cándida*, la misma levadura (hongo) que causa la candidiasis bucal y la **vaginitis**. Las personas con esofagitis por *cándida* suelen tener un recuento de CD4 inferior a 100. Dado que la *cándida* es la causa más común de esofagitis, el enfoque habitual es tratar con fluconazol y ver qué sucede. Si la *cándida* es la causa, será más fácil tragar en uno o dos días, a menudo, después de una sola dosis. De lo contrario, necesitará una **endoscopia**, un procedimiento ambulatorio en el que se pasa un tubo flexible con una cámara desde la boca hasta el esófago para que se puedan tomar imágenes y biopsias.

Otras causas de esofagitis son el virus del herpes simple (HSV), el citomegalovirus (CMV) y las úlceras aftosas, cada una de las cuales causa úlceras dolorosas en la pared del esófago. El tratamiento de estas afecciones depende de la causa. La *cándida* resistente a los medicamentos también puede causar esofagitis y debe tratarse con otros medicamentos antimicóticos. Es muy raro ver estos problemas entre las personas con VIH que están tomando ART y tienen supresión viral.

Por supuesto, las personas con VIH también pueden desarrollar los mismos problemas esofágicos que tienen las personas sin VIH, como reflujo esofágico, espasmos, cáncer o estenosis. Las píldoras pueden atascarse en el camino hacia abajo e irritar el esófago; por lo tanto, siempre tome sus medicamentos con mucha agua.

La cándida es la causa más común de la esofagitis.

66. ¿Qué puedo hacer con las náuseas y la diarrea?

En las personas con VIH, las náuseas pueden ser causadas por medicamentos. La zidovudina (AZT, *Retrovir*,

Combivir, Trizivir) y algunos de los inhibidores de la proteasa más antiguos fueron los culpables más comunes. Si sus náuseas comenzaron tan pronto como comenzó a tomar un nuevo medicamento, entonces no hay misterio sobre la causa. En algunos casos, las náuseas pueden mejorar con el tiempo o al tomar las píldoras con alimentos. Su médico también puede recetarle medicamentos para las náuseas, pero si el problema persiste, es posible que deba cambiar de medicamento, y eso sería lo primero que le sugeriría a alguien que toma un medicamento obsoleto como el inhibidor de la proteasa lopinavir/ritonavir (*Kaletra*). Si ha desarrollado náuseas, pero no ha cambiado ni agregado medicamentos recientemente, entonces es importante buscar más a fondo para encontrar una causa.

La diarrea también puede ser causada por medicamentos, especialmente algunos de los PI más antiguos. La mejor manera de tratar la diarrea relacionada con los medicamentos, además de cambiar el medicamento, es con suplementos diarios de fibra, como el psyllium. No se desanime por la palabra "laxante" en la botella. Los suplementos de fibra agregan volumen a las heces, lo cual es bueno si tiene diarrea o estreñimiento. Si no funcionan, pregúntele a su médico acerca de los medicamentos antidiarreicos recetados o de venta libre o sobre cómo hacer un cambio en su tratamiento. En casos pocos frecuentes de diarrea continua sin causa identificada, un medicamento llamado crofelemer podría ayudar.

Hay muchas causas infecciosas de diarrea, incluidos virus, bacterias y parásitos comunes. Algunos de estos organismos, como **cryptosporidium**, **microsporidia**, **Cystoisospora belli** y **salmonella** son oportunistas: ocurren o son más graves debido a la inmunosupresión.

Criptosporidio

El parásito que causa la criptosporidiosis, que puede causar diarrea crónica en personas inmunodeprimidas. El organismo puede encontrarse en agua contaminada o transmitirse de una persona a otra.

Microsporidios

Una variedad de parásitos oportunistas que causan diarrea crónica en personas con recuentos bajos de CD4.

Cystoisospora belli

El parásito que causa la cistoisosporiasis, una enfermedad intestinal que causa diarrea crónica en personas con recuentos bajos de CD4. Poco común en los Estados Unidos y otros países desarrollados.

Salmonella

Un grupo de bacterias que pueden causar diarrea severa, fiebre e infecciones del torrente sanguíneo. Se puede transmitir al comer alimentos mal cocidos, especialmente huevos, pollo y otras carnes.

SÍNTOMAS

> **Colonoscopia**
> Procedimiento médico en el que se inserta un endoscopio flexible en el recto y el colon a través del ano, mientras el paciente está sedado, para buscar anomalías y tomar biopsias.

El propio VIH avanzado también puede causar diarrea. Si tiene diarrea prolongada que no es causada por medicamentos, deberá realizarse una evaluación: primero con estudios de heces, y si son negativos, con un endoscopio (tubo flexible con una cámara), ya sea desde arriba (endoscopia), desde abajo (**colonoscopia**), o ambos.

La diarrea causada por virus o intoxicación alimentaria suele mejorar por sí sola después de unos días, pero busque atención médica si tiene diarrea persistente o si tiene fiebre, dolor de estómago, sangre en las heces, mareos o pérdida de peso que no mejora, incluso después de que mejore la diarrea. Cuando tenga diarrea, haga una dieta blanda, sin productos lácteos, ¡e hidrátese, hidrátese, hidrátese!

67. ¿Qué hago con la tos o la dificultad para respirar?

> **Broncoespasmo (o vías respiratorias reactivas)**
> La tendencia de los bronquios (vías respiratorias en los pulmones) a contraerse (estrecharse), que causa dificultad para respirar o tos. Esto puede ser crónico (en pacientes con asma, por ejemplo) o temporal, después de una infección de las vías respiratorias superiores.

Las posibles causas de tos o dificultad para respirar dependen de su recuento de CD4. Si está muy por encima de 200, entonces la lista es esencialmente la misma que sería en una persona sin VIH. La tos puede deberse a un resfriado común, bronquitis, neumonía, asma, tabaquismo, el uso de ciertos medicamentos o el reflujo esofágico (el ácido del estómago sube al esófago en lugar de quedarse en el estómago). La dificultad para respirar puede deberse a asma, neumonía, anemia o acidosis (una acumulación de ácido en la sangre). El tipo de tos que se presenta con un resfriado común o una bronquitis, por lo general, no requiere atención médica (Pregunta 68). Si recientemente tuvo un resfriado y ahora tiene una de esas tos persistentes y ásperas que empeoran cuando se ríe, hace ejercicio o sale al frío, es posible que tenga **broncoespasmo (o vías respiratorias reactivas)**, que puede tratarse con un broncodilatador inhalado como el albuterol.

Lo mismo ocurre si su recuento de CD4 es bajo, excepto que ahora hay una lista más larga de posibles causas. Si su recuento está por debajo de 200, es posible que tenga PCP, que se vuelve progresivamente más común a medida que el recuento de células CD4 disminuye aún más. Con un recuento inferior a 100, existe riesgo de neumonía causada por *Cryptococcus*, *Toxoplasma*, o *Histoplasma*, que son menos comunes que la PCP (Pregunta 54). Las personas con VIH tienen un riesgo mucho mayor de contraer TB con cualquier recuento de CD4, y el riesgo aumenta a medida que disminuye el CD4 (Pregunta 59). El Covid-19 también es más grave en personas con recuentos bajos de células CD4.

Debe buscar atención médica si tiene una tos intensa o que no mejora con el tiempo o si tiene fiebre alta, dolor torácico al respirar profundamente, dificultad para respirar o tos con sangre. Nunca debe ignorar la dificultad para respirar o cualquier cambio en su capacidad para esforzarse. Si se quedó sin aliento después de subir un tramo de escaleras, pero pudo subir tres tramos hace un mes, necesita que lo revisen.

Nunca debe ignorar la dificultad para respirar o cualquier cambio en su capacidad para esforzarse.

68. ¿Qué pasa si tengo un resfriado o gripe?

Las personas con VHI positivo contraen resfriados y gripe como todas las demás. Los síntomas y la duración de la enfermedad son los mismos y no tienen mayor riesgo de complicaciones. Esto se debe a que los virus que causan el resfriado y la gripe están controlados por el **sistema inmunitario humoral (mediado por anticuerpos)**, no

Sistema inmunitario humoral (mediado por anticuerpos)
La parte del sistema inmunitario que usa anticuerpos para combatir infecciones. Se ve menos afectado por el VIH que el sistema inmunitario celular.

por el sistema inmunitario celular que usa células CD4 y está dañado por el VIH.

Por esa razón, no necesita hacer nada especial si tiene un resfriado, solo descanse, beba líquidos y tome cualquier remedio para el resfriado de venta libre que trate los síntomas que está experimentando. Estos medicamentos no interactúan con los medicamentos contra el VIH, y es poco probable que obtenga algo mejor con receta médica.

¡No necesita antibióticos! Su enfermedad es causada por un virus; los antibióticos solo matan bacterias. A menudo, se prescriben para mantener contentos a los pacientes y evitar que regresen, lo que contribuye a un gran problema de resistencia a los medicamentos en todo el mundo. Esto se aplica a la **bronquitis** y la mayoría de las formas de **sinusitis** y dolor de garganta también. Los estudios han demostrado que los antibióticos no son mejores que el placebo para tratar la bronquitis. Los medicamentos para la tos y, a veces, un broncodilatador inhalado pueden ayudarlo a sentirse mejor, pero al igual que con el resfriado común, solo tiene que aguantarlo: en estudios de enfermedad de tos sin complicaciones después de un resfriado, una fracción significativa de las personas sigue siendo muy sintomática de diez a 14 días después de que comenzó el estudio. Es frustrante, pero tenga la seguridad de que siempre que no tenga otros síntomas preocupantes (fiebre, dificultad para respirar, pérdida de peso), eventualmente mejorará, ¡incluso si nunca es lo suficientemente rápido.

Los dolores de garganta requieren antibióticos solo si son causados por estreptococos del grupo A (**faringitis estreptocócica**) o gonorrea, pero de lo contrario es probable que sean virales y deben tratarse con pastillas para

Bronquitis

Una infección de los bronquios (vías respiratorias), generalmente causada por una infección viral y que, a menudo ocurre, después de un resfriado común.

Sinusitis

Una infección de los senos paranasales, que son espacios de aire en la cabeza conectados a las fosas nasales.

Faringitis estreptocócica

El término común para la *faringitis estreptocócica,* una infección bacteriana de la garganta causada por el *estreptococo* betahemolítico del grupo A.

la garganta. La mayoría de las personas con resfriados tendrán congestión nasal en algún momento. La sinusitis solo debe tratarse con antibióticos si es grave o prolongada. Cuando un adulto tiene dolor de oído durante un resfriado, rara vez se trata de una infección de oído, sino de una congestión de las trompas de Eustaquio, que se trata con descongestionantes. Si queremos tener antibióticos disponibles para tratar infecciones bacterianas graves, debemos dejar de usarlos para tratar infecciones virales que mejoran con la misma rapidez por sí solas.

La única infección que *queremos* tratar con antibióticos es la **neumonía**, que generalmente le dará una combinación de fiebre, tos, dolor torácico o dificultad para respirar. Se sentirá mucho peor que el resfriado común o la bronquitis. *No* hay evidencia que respalde el uso de antibióticos para evitar que un resfriado "entre en el pecho" o "prevenga la neumonía". Son enfermedades completamente diferentes.

Neumonía
Una infección de los espacios de aire de los pulmones, que puede ser causada por una variedad de organismos infecciosos.

Vacúnese contra la gripe cada otoño. Si desarrolla una verdadera influenza durante la temporada de gripe, el uso de medicamentos contra la influenza puede acortar un poco el curso de la enfermedad, pero solo si se usa dentro de los primeros días.

Por supuesto, ahora todos están preocupados por el Covid-19, que es causado por el virus SARS-CoV-2. Los estudios muestran que el Covid-19 es peor en las personas con VIH si tienen recuentos bajos de células CD4 o tienen otros factores de riesgo de enfermedad grave (sobrepeso, diabetes o enfermedad cardíaca). Como resultado, debe mantener sus vacunas de Covid-19 al día y aprovechar la terapia antiviral con medicamentos como nirmaterlvir-ritonavir (*Paxlovid*) en caso de desarrollar Covid-19.

69. ¿Por qué estoy perdiendo peso?

Durante los oscuros días previos a la ART efectiva, la pérdida de peso era casi universal a medida que avanzaba la enfermedad del VIH, y muchos pacientes experimentaban una terrible emaciación antes de morir. La pérdida de peso es poco común ahora que tenemos una terapia efectiva para el VIH y, generalmente, es causada por otra cosa. Aquí hay algunas causas comunes y tratables de pérdida de peso:

1. *VIH no tratado.* Si está perdiendo peso debido al VIH, debe estar en una ART. Es más probable que pierda peso si tiene una carga viral alta o un recuento bajo de células CD4.

2. *Hipogonadismo.* Los hombres con niveles bajos de testosterona pueden perder peso (Pregunta 51); se debe principalmente a la pérdida de masa muscular. Controle su función tiroidea mientras lo hace con un nivel de TSH (hormona estimulante de la tiroides).

3. *Depresión.* Esta es una causa común de pérdida de peso, porque las personas deprimidas a menudo pierden el apetito (Preguntas 82 y 83).

4. *Lipoatrofia.* Esto no suele provocar la pérdida del peso corporal total, pero puede hacer que parezca que ha perdido peso (Pregunta 46).

5. *Trastornos gastrointestinales.* Los problemas en el esófago podrían dificultar la deglución; las náuseas y los vómitos pueden hacer que sea menos probable que coma o absorba los alimentos; también podría tener un problema con la absorción de nutrientes en el intestino delgado.

6. *Ciertas drogas recreativas.* La pérdida de peso es común en las personas que consumen metanfetamina cristalina o cocaína, ya que ambas suprimen el apetito.

En el pasado, a menudo usábamos esteroides anabólicos para ayudar a las personas a ganar masa muscular mientras se consumían por el VIH. No fue una solución al problema, pero ayudó a controlar los síntomas. Ya no vemos emaciación por el sida, de hecho, la obesidad es un problema mucho mayor, pero todavía hay personas que quieren tomar esteroides anabólicos para desarrollar sus músculos. No hace falta decir, pero lo diré de todos modos, que esta no es una buena idea desde el punto de vista de la salud. Estos esteroides tienen otros efectos secundarios, como daño hepático, disfunción eréctil y cambios de personalidad. También podría inducir hipogonadismo, ya que se suprimirá la producción de testosterona de su propio cuerpo.

70. ¿Por qué estoy cansado?

La fatiga es común entre las personas con VIH... y las personas sin VIH también, para el caso. Sentirse cansado es una de las quejas más comunes en cualquier práctica médica, ya sea que se trate del VIH o no. Si experimenta una cantidad inusual de fatiga, considere las siguientes posibles causas:

- *Depresión.* Esta puede ser la razón grave más común de la fatiga. Las personas con depresión no tienen energía, pero también tienen otros síntomas, que se analizan en la Pregunta 82.
- *Apnea del sueño y otros trastornos del sueño.* No dormir lo suficiente por la noche obviamente lo hará sentir cansado y con sueño durante el día. La apnea del sueño, que es cuando las personas dejan de respirar temporalmente por la noche, es mucho más común de lo que creíamos, especialmente si tiene sobrepeso. Una pista podría ser que su pareja le diga que ronca mucho o que tiene períodos

prolongados en la noche en los que parece dejar de respirar. Durante este tiempo, su nivel de oxígeno cae, lo que provoca que su cuerpo se despierte brevemente, por lo que el sueño no es realmente reparador ni relajante. Las personas con apnea del sueño también pueden describir que se quedan dormidas con frecuencia durante el día. Este problema se puede diagnosticar con un estudio del sueño, que afortunadamente ahora se suele hacer en casa. Además de la apnea del sueño, hay otras causas de la falta de sueño, incluido el exceso de cafeína o alcohol antes de acostarse, la televisión o los videojuegos intensos, o simplemente tener su teléfono con sus alertas sonando en su mesa de noche. Limitar estos factores negativos del sueño es parte de lo que se llama "higiene del sueño", y es muy recomendable.

- *Anemia.* Además de la fatiga, las personas con anemia pueden estar pálidas, mareadas y sin aliento. Las causas incluyen medicamentos, especialmente zidovudina (AZT, *Retrovir*, *Combivir*, *Trizivir*), deficiencias en la dieta, complicaciones relacionadas con el VIH y el propio VIH. La anemia es fácil de diagnosticar con un simple hemograma (realizado cada seis meses cuando está en ART), pero luego se necesitan más pruebas para determinar la causa.

- *Deficiencias hormonales.* Estas incluyen niveles bajos de testosterona (hipogonadismo), deficiencia de hormona tiroidea (**hipotiroidismo**) e insuficiencia suprarrenal (Pregunta 51).

- *Medicamentos.* Se sabe que la zidovudina causa fatiga incluso cuando no causa anemia. El efavirenz (*Sustiva*, *Atripla*) también puede hacerlo, especialmente en las primeras semanas si está perturbando su sueño con muchos sueños salvajes

Hipotiroidismo
Una deficiencia en la hormona tiroidea.

SÍNTOMAS

(Pregunta 52). Algunas personas que toman efavirenz tienen sueños tan vívidos que, al despertar, sienten que han estado despiertos toda la noche.

- *Acidosis láctica.* Este es un efecto secundario poco común pero grave de la estavudina (d4T, *Zerit*), la zidovudina y posiblemente la didanosina (ddI, *Videx*). La acidosis láctica también causa otros síntomas, que se analizan en la Pregunta 45. No debería estar tomando estos medicamentos.

- El VIH en sí puede causar fatiga, especialmente en personas con cargas virales altas o recuentos bajos de CD4, o cuando existe una emaciación significativa.

Debido a que prácticamente todas las causas médicas de la fatiga son tratables, es importante hacer el diagnóstico. La fatiga no es algo con lo que deba vivir.

71. ¿Puede el VIH afectar mi piel?

Los problemas de la piel pueden ser causados por el VIH en sí, por complicaciones del VIH y por medicamentos. Es difícil hablar de problemas de la piel en un libro sin imágenes a color. Si tiene problemas en la piel, consulte a su proveedor o a un dermatólogo. Aquí hay una lista parcial de cosas que pueden salir mal con la piel:

- **Los abscesos** ("forúnculos") son comunes y pueden deberse a la **Staphylococcus aureus resistente a la meticilina (methicillin-resistant Staphylococcus aureus, MRSA)** adquirida en la comunidad. Por lo general, deben abrirse y drenarse. Es importante cultivar el líquido de este drenaje para poder elegir el antibiótico adecuado.

La anemia es fácil de diagnosticar con un simple hemograma.

Abscesos

Acumulación de pus (organismos infecciosos y glóbulos blancos) en la piel ("forúnculos") u otras partes del cuerpo.

157

> **Staphylococcus aureus resistente a la meticilina (MRSA)**
>
> Una bacteria resistente a los medicamentos que tradicionalmente causaba enfermedades graves, en pacientes hospitalizados gravemente enfermos, pero que también puede ser una causa común de enfermedades de la piel, incluidos los abscesos (MRSA adquirido en la comunidad).

> **Foliculitis**
>
> Infección de los folículos pilosos y la piel que los rodea.

> **Molusco contagioso**
>
> Bultos o protuberancias de color carne en la piel, que son causados por un poxvirus, y pueden transmitirse sexualmente.

> **Bartonella**
>
> Una bacteria que puede causar enfermedades de la piel (angiomatosis bacilar) o enfermedades del hígado (peliosis hepática) en personas con VIH.

- Las reacciones a los medicamentos, a menudo, comienzan con un sarpullido rojo que pica. Pueden ser causados por los NNRTI, algunos PI, especialmente darunavir (*Prezista, Prezcobix, Symtuza*), trimetoprim-sulfametoxazol y muchos otros medicamentos.

- **La foliculitis** causa protuberancias rojas, elevadas y con picazón en las áreas donde hay cabello. Puede ser causada por bacterias, ácaros *Demodex* o puede ser "eosinofílica", un término que se usa para describir el tipo de células que se ven en una biopsia.

- El herpes simple puede afectar los labios, los genitales, el área alrededor del ano u otras partes de la piel. Provoca ampollas pequeñas y dolorosas que se abren y se convierten en úlceras poco profundas sobre una base roja.

- El sarcoma de Kaposi produce lesiones elevadas de color púrpura en la piel o en la boca (Pregunta 61).

- Las lesiones del **molusco contagioso** son protuberancias carnosas, del color de la piel, con pequeñas hendiduras en el centro. Pueden ocurrir en cualquier lugar, pero son especialmente comunes en los genitales, la cara y el cuello.

- Las infecciones oportunistas pueden causar problemas en la piel, como criptococosis, histoplasmosis y **Bartonella (angiomatosis bacilar)**. Una biopsia de piel suele ser la mejor manera de hacer el diagnóstico.

- **Prurigo nodularis** suena exótico, pero es solo una forma de decir "protuberancias que pican" en latín. Esto puede ser una reacción a rascarse demasiado durante un largo período de tiempo.

- La **psoriasis** puede empeorar o aparecer por primera vez en personas con recuentos bajos de CD4.

Provoca parches elevados que pican, especialmente en los codos, las rodillas y las nalgas.

- La **sarna** es causada por un ácaro común de la piel. Provoca picor intenso, especialmente por la noche. Una ubicación común es en el dorso de las manos y entre los dedos. Puede ser grave en personas con recuentos bajos de CD4.
- La **dermatitis seborreica** provoca una erupción roja y escamosa en la cara, especialmente en los pliegues de las mejillas y alrededor de las cejas.
- La **sífilis secundaria** puede causar una variedad de erupciones, incluidas protuberancias rojas, que a veces afectan las palmas de las manos y las plantas de los pies (Pregunta 89).
- La culebrilla es la reactivación del virus de la varicela-zóster (VZV), el virus de la varicela, en la piel sobre un solo nervio. Provoca ampollas dolorosas en un área confinada en forma de banda en un lado del cuerpo.

72. ¿Por qué tengo dolor de cabeza?

Si su recuento de CD4 es superior a 100 y tiene dolor de cabeza, probablemente se deba a una de las causas habituales: dolor de cabeza por tensión, migraña o dolor de cabeza sinusal. Un **dolor de cabeza por tensión** se siente como una opresión o constricción similar a una banda, tiende a aparecer al finalizar el día y está presente en ambos lados de la cabeza. Una **migraña** puede ocurrir en cualquier momento del día, a menudo, está presente en un lado de la cabeza, puede ser palpitante y puede ocurrir con cambios visuales o náuseas. Las personas con **dolor de cabeza sinusal** tienen congestión sinusal, una sensación de llenura o presión debajo de

---

Angiomatosis bacilar

Una enfermedad bacteriana de la piel causada por la *Bartonella*, que provoca lesiones elevadas de color púrpura en la piel; a veces, se confunde con el sarcoma de Kaposi.

Prurigo nodal

Una afección caracterizada por protuberancias que pican en la piel, que se observa con mayor frecuencia en personas con VIH.

Psoriasis

Una afección de la piel que produce placas secas, escamosas y con picazón en la piel que pueden empeorar con la inmunosupresión debido al VIH.

Sarna

Una afección de la piel con picazón causada por un ácaro que excava debajo de la piel y se puede contagiar a otras personas por contacto cercano.

> **Dermatitis seborreica**
> Una afección común de la piel que causa descamación en la cara, especialmente alrededor de las cejas y en los pliegues de las mejillas.

La causa más común de pérdida de memoria es la depresión, que a veces puede parecerse mucho a la demencia.

> **Dolor de cabeza por tensión**
> Un dolor de cabeza causado por la tensión muscular.

> **Migraña**
> Un dolor de cabeza severo, a menudo en un lado de la cabeza, a veces acompañado de cambios visuales o náuseas.

> **Dolor de cabeza por sinusitis**
> Un dolor de cabeza causado por la congestión de los senos paranasales (consulte Sinusitis).

los ojos o en la frente y, a veces, mocos abundantes y espesos.

Algunos medicamentos ART pueden causar dolor de cabeza, en particular, los inhibidores de la integrasa (raltegravir, elvitegravir, dolutegravir y bictegravir). La zidovudina comúnmente causa dolor de cabeza, que es una de las muchas razones por las que ya no la usamos. Todo el mundo sabe que beber en exceso puede provocar dolores de cabeza al día siguiente, y no hay un bebedor de café en el mundo que no haya experimentado un dolor de cabeza por abstinencia de cafeína la primera mañana en la que omite su taza de café habitual.

Si su recuento de CD4 está por debajo de 100 y tiene dolor de cabeza, especialmente un dolor de cabeza crónico que empeora de forma gradual, posiblemente con fiebre o rigidez en el cuello, debe examinarse para detectar meningitis criptocócica (Pregunta 57). Un simple análisis de sangre, el antígeno criptocócico sérico, determinará si es probable la meningitis criptocócica. Si la prueba es positiva, necesita una punción lumbar inmediata para confirmar el diagnóstico y averiguar la gravedad. Otros tipos de meningitis (bacteriana, **Listeria**) son mucho menos comunes, pero aparecen más repentinamente. También pueden comenzar con dolor de cabeza y fiebre.

Si también tiene cambios neurológicos (convulsiones, debilidad o entumecimiento en un lado del cuerpo, problemas de coordinación o cambios mentales), podría tener una masa en el cerebro, generalmente causada por toxoplasmosis (Pregunta 56) o un linfoma cerebral. El primer paso aquí es una resonancia magnética nuclear del cerebro con contraste inyectado a través de la vena. La leucoencefalopatía multifocal progresiva (PML), que es causada por el **virus JC**, también puede causar síntomas neurológicos, pero es menos probable que cause dolor de cabeza.

73. ¿Puede el VIH afectar mi sistema nervioso?

El VIH no tratado puede causar estragos en su sistema nervioso. El virus ingresa al cerebro y al líquido cefalorraquídeo y puede provocar muchas complicaciones desagradables, algunas de las cuales son permanentes. La manera de prevenir estos problemas es tomar ART tan pronto como sea posible después del diagnóstico. Analizaré el enfoque de algunos síntomas neurológicos aquí, con la importante advertencia de que todos los síntomas graves pueden evitarse con un tratamiento eficaz contra el VIH:

- *Dolor de cabeza.* Consulte la pregunta 72.
- *Pérdida de memoria o cambios de personalidad.* La causa más común de pérdida de memoria es la depresión, que a veces puede parecerse mucho a la demencia. Es posible notar la diferencia con pruebas cognitivas y de memoria especiales (**pruebas neuropsicológicas**), pero si hay alguna duda, unas pocas semanas de tratamiento con un antidepresivo pueden ayudar a resolverla (Preguntas 82 y 83). Si experimenta pérdida de memoria, pero no está deprimido, entonces es importante averiguar si tiene demencia por VIH u otras complicaciones cerebrales relacionadas con el VIH.
- *Dolor o entumecimiento de pies o piernas.* La causa más común de neuropatía periférica es la toxicidad por estavudina (d4T, *Zerit*) o didanosina (ddI, *Videx*). El VIH no tratado también puede

---

Listeria

Una bacteria de origen alimentario que puede causar meningitis y otras infecciones. Aunque no es común, el riesgo de contraer Listeria es mayor en personas con VIH.

Virus JC

La causa de la leucoencefalopatía multifocal progresiva (PML).

Si su recuento de CD4 está por debajo de 100 y tiene dolor de cabeza, especialmente un dolor de cabeza crónico que empeora gradualmente, posiblemente con fiebre o rigidez en el cuello, debe revisarse para detectar meningitis criptocócica.

> **Pruebas neuropsicológicas**
>
> Una serie de pruebas, generalmente realizadas por un psicólogo o neurólogo, para evaluar la memoria y las habilidades de pensamiento. Puede usarse para diagnosticar demencia o para determinar si alguien tiene depresión o demencia.

causar esto. El tratamiento es comenzar a tomar un régimen de ART que no incluya estavudina ni didanosina (Pregunta 45). Desafortunadamente, sin importar la causa, algunos casos de neuropatía son irreversibles, incluso después de suspender el medicamento agresor o tratar el VIH.

- *Convulsiones.* Cualquiera que tenga una convulsión por primera vez debe ir a una sala de emergencias. Se ordenará una tomografía computarizada o resonancia magnética nuclear del cerebro para buscar masas o lesiones.
- *Debilidad, problemas de coordinación, marcha inestable o incontinencia.* Según la ubicación de los síntomas, necesitará una resonancia magnética nuclear del cerebro o de la médula espinal.

PARTE ONCE

Problemas de la mujer, embarazo y niños

¿En qué se diferencia el VIH para las mujeres?

¿Qué pasa si quiero quedar embarazada?

¿Qué pasa si mi hijo tiene VIH?

Más . . .

74. ¿En qué se diferencia el VIH para las mujeres?

El VIH en las mujeres es similar al VIH en los hombres, pero hay algunas diferencias importantes. Las mujeres con VIH tienden a tener cargas virales más bajas que los hombres con los mismos recuentos de CD4. Esto no debería afectar la decisión de cuándo comenzar el tratamiento ahora que el tratamiento se recomienda para todos.

Algunos estudios sugirieron que las mujeres con VIH no se benefician tanto del tratamiento como los hombres, pero eso se debió al retraso en el diagnóstico, generalmente relacionado con factores socioeconómicos y el hecho de que los médicos, a veces, no consideran que las mujeres estén en riesgo de contraer el VIH. En los Estados Unidos, las mujeres en riesgo de contraer el VIH pueden tener menos acceso a la atención médica; es más probable que provengan de comunidades de color y tengan ingresos anuales más bajos que los hombres con VIH. Si contrajeron el VIH de una pareja masculina, es posible que no se den cuenta de que están en riesgo y eviten hacerse la prueba. Pero ahora sabemos que las mujeres que son diagnosticadas y tratadas por el VIH viven tanto como los hombres, más tiempo, de hecho, ya que las mujeres tienden a vivir más que los hombres.

El tratamiento del VIH funciona igual de bien en mujeres que en hombres. No hay medicamentos contra el VIH que no se puedan usar en mujeres o que se recomienden específicamente para mujeres. Este es en particular el caso de las terapias actuales basadas en INSTI, todas son seguras para las mujeres. Hace algunos años, existía la preocupación de que los bebés nacidos de mujeres que concibieron mientras recibían dolutegravir podrían tener un mayor riesgo de anomalías congénitas del tubo neural. Sin embargo, estudios adicionales no han demostrado este problema, y ahora se recomienda dolutegravir para mujeres que desean concebir y también durante el embarazo.

Para algunos de los tratamientos más antiguos, hay algunos problemas específicos que se deben tener en cuenta. Es más probable que la nevirapina (*Viramune*) cause toxicidad hepática en mujeres que en hombres, y no se recomienda para mujeres que comienzan el tratamiento con recuentos de CD4 superiores a 250. Si bien no recomendamos usar nevirapina en nadie que comience la terapia en estos días, si la está tomando sin problemas, puede continuar, independientemente de su sexo o su recuento de células CD4. Solíamos pensar que efavirenz (*Sustiva*, *Atripla*) podría causar defectos de nacimiento si se administraba durante el primer trimestre del embarazo, pero estudios meticulosos no han encontrado este riesgo (Pregunta 76). Varios PI y NN-RTI pueden disminuir la eficacia de las píldoras anticonceptivas, haciéndolas poco confiables. Las mujeres que toman medicamentos que interactúan con las píldoras anticonceptivas deben usar una forma adicional de anticoncepción, como condones o un diafragma.

75. ¿El VIH causa problemas ginecológicos?

Una serie de problemas ginecológicos comunes pueden ser más frecuentes o graves en mujeres con VIH. La *vaginitis por cándida* (una infección vaginal causada por la *cándida*, una levadura común) es un buen ejemplo. La candidiasis más recurrente o grave es, a veces, el primer signo de inmunosupresión en las mujeres. La vaginitis

El tratamiento del VIH funciona igual de bien en mujeres que en hombres. No hay medicamentos contra el VIH que no se puedan usar en mujeres o que se recomienden específicamente para mujeres.

Vaginosis bacteriana
Una infección bacteriana de la vagina que causa flujo vaginal.

Enfermedad pélvica inflamatoria (PID)
Una infección del útero y las trompas de Falopio, generalmente causada por infecciones de transmisión sexual, en particular la gonorrea y la clamidia.

se puede tratar con agentes antimicóticos tópicos o con fluconazol oral. Al igual que otras infecciones, la ART efectiva puede disminuir el riesgo de esta afección.

La **vaginosis bacteriana**, una infección bacteriana que causa flujo vaginal, también es más común en mujeres con VIH. La **enfermedad pélvica inflamatoria (Pelvic inflammatory disease, PID)**, una infección del útero y las trompas de Falopio, generalmente causada por infecciones de transmisión sexual, a veces puede ser más grave y es más probable que requiera cirugía en mujeres con VIH.

Al igual que en los hombres, el herpes genital puede ser más grave o reaparecer con mayor frecuencia a medida que desciende el recuento de CD4. Provoca úlceras genitales dolorosas que deben tratarse con medicamentos contra el herpes. Las mujeres que tienen brotes frecuentes de herpes pueden tomar medicamentos diarios para disminuir la cantidad de brotes que tienen. Las mujeres con VIH también pueden desarrollar úlceras genitales idiopáticas, úlceras para las que no se encuentra la causa. Son similares a las úlceras aftosas en la boca y el esófago (Preguntas 64 y 65). Por lo general, ocurren en mujeres con recuentos de CD4 muy bajos y se tratan mejor con ART, junto con el consejo de un ginecólogo.

El virus del papiloma humano (HPV) (Pregunta 81) causa verrugas genitales, displasia cervical y cáncer de cuello uterino.

76. *¿Qué pasa si quiero quedar embarazada?*

Ahora es un estándar de atención que todas las mujeres que están embarazadas, o que planean quedar embarazadas, se deban hacer una prueba de VIH lo antes posible. La razón es que, cuanto antes se diagnostique y trate el VIH, más eficaz será el medicamento para prevenir la transmisión del VIH de madre a hijo.

Si descubre que tiene VIH, sepa que el embarazo es una opción completamente realista ahora que podemos tratar el VIH de manera efectiva y prevenir la infección en el bebé. Sin embargo, el embarazo debe planificarse y monitorearse cuidadosamente en mujeres con VIH.

Todas las mujeres embarazadas deben estar en una ART, idealmente deben comenzar antes de quedar embarazadas. La ART es *imprescindible* durante el embarazo, ya que la transmisión al bebé es extremadamente improbable (¡riesgo casi nulo!) si la carga viral de la madre es indetectable en el momento del parto. Hay muchas opciones de tratamiento recomendadas para las mujeres embarazadas. El tratamiento debe incluir un par de nucleósidos, generalmente *Truvada*, *Descovy* o *Epzicom*. Esto debe combinarse con dolutegravir (*Tivicay*), el inhibidor de la integrasa recomendado, o un PI potenciado, ya sea atazanavir (*Reyataz*) o darunavir (*Prezista*) potenciado con ritonavir (*Norvir*). Muchas mujeres reciben la píldora única de bictegravir/tenofovir alafenamida/emtricitabina (*Biktarvy*) para el tratamiento del VIH. Todavía no hay suficiente información sobre este tratamiento para saber si es seguro durante el embarazo, pero no hay razón para pensar que sea dañino. Si queda embarazada mientras lo recibe y le va bien, muchos proveedores le aconsejarán que continúe con él.

Solíamos recomendar la cesárea electiva para reducir aún más el riesgo de transmisión al bebé. Sin embargo, ahora sabemos que, si está tomando ART y tiene una carga viral suprimida, esto ya no es necesario.

> *El embarazo es una opción realista para las mujeres con VIH ahora que podemos tratar el VIH de manera efectiva y evitar que las mujeres se lo transmitan al bebé.*

Si su pareja es VIH negativo, debe estar en una ART con una carga indetectable antes de intentar concebir de forma natural, para protegerlo de la infección. Aparte de eso, puede usar la inseminación artificial, ya sea realizada por un médico o en casa usando el método "baster", en el que el semen de la pareja se inyecta en la vagina con una jeringa para evitar el coito. Las parejas masculinas VIH negativo podrían considerar tomar PrEP (Preguntas 13 y 86) mientras intentan concebir, aunque muchos expertos (incluyéndome a mí) piensan que esto es excesivo si su carga viral es indetectable.

Las mujeres con VIH que desean quedar embarazadas deben hablar con su proveedor y con un obstetra-ginecólogo con experiencia en VIH. Hay muchos otros temas para debatir además de la ART, incluida la concepción segura, la planificación del parto, la lactancia materna y la atención médica para el bebé, solo por nombrar algunos.

77. ¿Cómo puedo engendrar un hijo con una mujer VIH negativo?

Tener una carga viral indetectable en la ART es lo más importante que puede hacer para prevenir la transmisión. Los estudios muestran que elimina el riesgo por completo, aunque todavía existen algunas preocupaciones teóricas: a veces, el virus es detectable en el semen incluso cuando es indetectable en la sangre. Debido a esta preocupación, algunas mujeres deciden tomar profilaxis previa a la exposición (PrEP) cuando intentan concebir con una pareja que tiene el VIH (Pregunta 13).

Antes de que tuviéramos la capacidad de suprimir por completo la carga viral, y antes de que supiéramos qué tan efectivo era para prevenir la transmisión, algunas parejas usaban el **lavado de esperma**, que consiste en separar el esperma del semen e inseminar a la mujer VIH negativo solo con el esperma. El procedimiento es efectivo, pero solo está disponible en unos pocos centros médicos y es muy costoso. Ya no es necesario, y no se lo recomiendo a nadie.

Si su pareja está tomando ART con una carga viral indetectable y usted está tomando PrEP, ya está usando el equivalente a un "cinturón y tirantes" para evitar contraer el VIH. (Supongo que es una especie de analogía divertida en este contexto). Pero si no se siente cómodo confiando completamente en estos beneficios de prevención de una carga viral indetectable, puede disminuir aún más el riesgo programando las relaciones sexuales con la parte más fértil de su ciclo usando pruebas de ovulación caseras.

Si *ambos* miembros de la pareja tienen VIH, la concepción puede proceder de forma natural, siempre que los dos estén en una ART. Algunos de mis pacientes han expresado su preocupación por adquirir una "segunda cepa" del VIH por tener relaciones sexuales con otra pareja positiva. Sin embargo, esto no ocurrirá si ambos están en ART. Y recuerde, el estado de VIH del padre es irrelevante en lo que respecta al bebé porque un bebé solo puede contraer el VIH de su madre.

> **Lavado de esperma**
> Una técnica en la que el esperma se separan del semen para reducir el riesgo de transmisión del VIH a una mujer durante la concepción.

78. ¿Qué pasa si mi hijo tiene VIH?

Este libro está escrito para adultos, por lo que una revisión exhaustiva del VIH infantil está más allá del alcance de lo que puedo cubrir. En pocas palabras, los bebés pueden contraer el VIH a través de la **transmisión de madre a hijo** durante el embarazo, el parto o la

> **Transmisión de madre a hijo**
> Transmisión del VIH de madre a hijo durante la última etapa del embarazo, el parto o la lactancia.

169

lactancia. Afortunadamente, esto se puede prevenir usando ART durante el embarazo y se ha vuelto bastante raro en los Estados Unidos. En la actualidad, es mucho más común que un niño mayor o un adolescente contraigan el VIH a través del sexo o el consumo de drogas. Las mismas estrategias preventivas que se usan para los adultos pueden ser difíciles de mantener en los adolescentes, ya que algunos no se involucran de manera constante con la atención médica.

Diagnosticar a los bebés con VIH es complicado porque portan los anticuerpos del VIH de la madre hasta por 18 meses, independientemente de si tienen o no el virus. Los anticuerpos se transmiten en la sangre durante el embarazo. Debido a que los análisis de sangre estándares no son útiles, se utiliza la prueba de **reacción en cadena de la polimerasa (polymerase chain reaction, PCR)** de la sangre para encontrar el virus en sí. Además, los recuentos de CD4 que indican inmunosupresión en niños menores de cinco años son más altos que los de niños mayores y adultos.

Sin tratamiento, muchos bebés con VIH se enferman durante el primer año de vida. A veces, les va bien inicialmente durante varios años y no se enferman hasta que ingresan a la escuela. Los niños con VIH que no reciben tratamiento pueden no aumentar de peso o crecer normalmente, y pueden tener problemas neurológicos que causen retrasos en el desarrollo mental, bajo rendimiento escolar o parálisis cerebral.

El tratamiento de los niños es similar al de los adultos. Sin embargo, no todos los medicamentos vienen en formas que los niños puedan tragar, y no hay tantos estudios sobre el tratamiento de niños como los hay para adultos.

Reacción en cadena de la polimerasa (PCR)

Técnica de laboratorio utilizada para detectar o cuantificar el ADN o el ARN de un organismo infeccioso con fines de diagnóstico.

Diagnosticar a los bebés con VIH es complicado porque portan los anticuerpos del VIH de la madre hasta por 18 meses, independientemente de si tienen o no el virus.

Al igual que con otras afecciones de salud, el manejo de adolescentes con VIH puede ser especialmente desafiante. Cuestiones como la adherencia, el estigma, la discriminación, la divulgación, la depresión, el consumo de drogas y alcohol y la prevención de una mayor transmisión pueden ser especialmente desalentadoras en esta etapa de la vida. Los adolescentes con VIH deben ser tratados por proveedores que sean expertos en VIH y en medicina para adolescentes.

PARTE DOCE

Coinfección

¿Qué sucede si también tengo hepatitis C?

¿Qué sucede si también tengo hepatitis B?

¿Cómo puedo prevenir el cáncer de cuello uterino y anal?

Más...

79. ¿Qué sucede si también tengo hepatitis C?

La **coinfección** con el VIH y el virus de la hepatitis C (HCV) es común, especialmente entre las personas que se inyectan drogas, porque estos virus se transmiten fácilmente de una persona a otra al compartir agujas o jeringas. Dado que las personas con HCV tienen más virus en la sangre que las personas con VIH, el HCV se transmite más fácilmente al compartir agujas que el VIH. El HCV también se puede transmitir sexualmente, aunque no tan fácilmente como el VIH y el virus de la hepatitis B (HBV), y principalmente entre hombres que tienen sexo con hombres. El HCV es una causa común de enfermedad hepática grave, incluida la **cirrosis** (cicatrización del hígado) y el **carcinoma hepatocelular** (o **hepatoma** o el **cáncer de hígado**). Ahora que las personas no mueren de sida con tanta frecuencia, el HCV se ha convertido en una causa de muerte cada vez más importante entre las personas con VIH.

El VIH no tratado puede hacer que la hepatitis C empeore más rápidamente. Si tiene VIH y HCV, es posible que la ART ralentice la progresión de la hepatitis. Debe vacunarse contra los virus de la hepatitis A y B si aún no es inmune porque esos virus pueden causar enfermedades más graves en personas con HCV.

Es importante no beber alcohol. El consumo de alcohol, incluso con moderación, es un gran factor de riesgo para la progresión del HCV.

A diferencia del VIH y la hepatitis B, la hepatitis C ahora se puede *curar fácilmente*. El temido **interferón**, que causaba fatiga y depresión y una gran cantidad de otros efectos secundarios desagradables, ya no es necesario. Esto

---

Coinfección

La combinación de dos infecciones, como el VIH más el virus de la hepatitis B o el virus de la hepatitis C.

Cirrosis

Una forma de daño hepático permanente con muchas causas posibles, más comúnmente alcoholismo o hepatitis crónica.

Carcinoma hepatocelular (o hepatoma, o cáncer de hígado)

Cáncer de hígado que puede ser causado por alcoholismo o hepatitis crónica.

Interferón

Medicamento inyectable utilizado en el pasado para tratar la hepatitis C y, a veces, la hepatitis B.

ha sido reemplazado por píldoras llamadas **antivirales de acción directa** (direct-acting antiviral, DAA). Estos DAA son píldoras simples que se toman una vez al día y, después de solo dos a tres meses de terapia, curan la hepatitis C en casi el 100 % de las personas.

Su proveedor puede demostrar que está curado de la hepatitis C al verificar su carga viral del HCV 12 semanas después de suspender el tratamiento. Si la carga viral es indetectable, puede considerarse curado. Es importante destacar que el hecho de que se haya curado de la hepatitis C no significa que no pueda volver a contraerla. Si continúa o reanuda las actividades que le dieron el HCV en primer lugar, puede volver a contraer hepatitis C.

El tratamiento de la hepatitis C ahora es mucho más fácil que el tratamiento de afecciones médicas comunes como la artritis, la diabetes y la presión arterial alta. Lo único difícil de tratar y curar la hepatitis C es conseguir que se paguen los medicamentos. La buena noticia es que la competencia ha reducido sustancialmente los precios. Ahora es mucho más fácil obtener tratamiento contra el HCV cubierto por un seguro que en 2014 o 2015, cuando estos tratamientos de DAA estuvieron disponibles por primera vez.

Si a su HCV lo controla alguien que no es su proveedor de VIH, asegúrese de que se comuniquen entre sí. Algunos de los medicamentos contra el HCV interactúan con los medicamentos antirretrovirales. Es posible que deba cambiar a una ART diferente durante el tratamiento para el HCV, en particular si su régimen contiene los "refuerzos" ritonavir o cobicistat.

La hepatitis C se presenta en varios tipos relacionados, pero genéticamente diferentes, llamados **genotipos**. (Piense en ellos como diferentes razas de perros). Su

> **Antiviral de acción directa (o DAA)**
> Un tratamiento contra la hepatitis C que actúa directamente contra el virus, para distinguirlo del interferón, que necesita que su sistema inmunitario funcione. Los DAA combinados pueden curar la hepatitis C.

> **Genotipo**
> La composición genética de un virus. Se utiliza para describir tipos de hepatitis C relacionados, pero genéticamente diferentes. Se puede comprobar con un simple análisis de sangre.

proveedor puede verificar su genotipo de hepatitis C con un simple análisis de sangre. Con el tratamiento temprano del HCV, el genotipo importaba mucho, ya que los tratamientos funcionaban mejor contra algunos genotipos que contra otros. Sin embargo, los últimos avances en el tratamiento de la hepatitis C son tratamientos que son **pangenotípicos**, lo que significa que tratan todos los genotipos por igual.

> **Pangenotípico**
> Esos tratamientos contra la hepatitis C que funcionan contra todos los genotipos.

Los dos tratamientos pangenotípicos para la hepatitis C son sofosbuvir/velpatasvir (*Epclusa*) y glecaprevir/pibrentasvir (*Mavyret*). Epclusa es una píldora diaria durante 12 semanas para todos. Mavyret son tres píldoras diarias durante ocho semanas para la mayoría de los pacientes. Tienen diferentes interacciones farmacológicas y efectos secundarios ligeramente diferentes. Sin embargo, ambos tratamientos son casi 100 % efectivos para todos los genotipos, son muy bien tolerados y fáciles de tomar. Y lo mejor de todo: una vez que haya terminado, su hepatitis C estará curada.

> *Ahora que las personas no mueren de sida con tanta frecuencia, el HCV se ha convertido en una causa de muerte cada vez más importante entre las personas con VIH positivo.*

80. ¿Qué sucede si también tengo hepatitis B?

No es inusual tener el VIH y el virus de la hepatitis B (HBV), ya que ambos se transmiten de la misma manera (sexo y exposición a la sangre). La mayoría de las personas a las que se les diagnostica el HBV eliminan la infección solas, a veces después de enfermarse de hepatitis, pero a veces sin saber que la tenían. Sin embargo, otros nunca eliminan la infección y desarrollan HBV crónico, lo que puede provocar cirrosis o cáncer de hígado. Las personas con VIH que adquieren hepatitis B tienen más probabilidades de tener una infección crónica (es decir, continua) que las personas sin VIH.

Todas las personas con VIH deben hacerse la prueba del HBV, y viceversa. Un antígeno de superficie de hepatitis B negativo (**hepatitis B surface antigen, HBsAg**) generalmente significa que no tiene hepatitis B crónica. Un anticuerpo de superficie de hepatitis B positivo (**hepatitis B surface antibody, HBsAb**) significa que ha estado expuesto y es inmune, ya sea porque lo eliminó por su cuenta o porque tuvo una exitosa vacuna contra la hepatitis B.

Si su HbsAb y HbsAg son negativos, debe recibir una serie de tres inyecciones con la vacuna anterior contra la hepatitis B, o dos inyecciones con la nueva vacuna. Si su anticuerpo de superficie y su antígeno son negativos, pero su anticuerpo central (HbcAb o anti-HBc IgG) es positivo, de todos modos debe examinarse para detectar hepatitis crónica con una prueba de ADN del HBV, que es una carga viral de hepatitis B. Si eso es negativo, usted debe ser vacunado. Al igual que con todas las vacunas, es más probable que responda a la vacuna si espera hasta después de haber respondido a la terapia contra el VIH.

Las personas que tienen VIH y HBV siempre deben recibir tratamiento para ambas infecciones al mismo tiempo porque algunos medicamentos contra el VIH también son activos contra el HBV. Intentar tratar solo uno, sin causar resistencia en el otro, es difícil e implica tomar medicamentos menos deseables. La forma más sencilla de tratar la coinfección por el VIH y el HBV es con una combinación de ART que contenga tenofovir DF o AF y emtricitabina o lamivudina. Muchas de nuestras terapias combinadas ya incluyen tenofovir y emtricitabina, por lo que existen varias opciones excelentes. Los tratamientos que se deben evitar en la coinfección por VIH y HBV solo incluyen lamivudina y

---

HBsAg
Abreviatura de antígeno de superficie de hepatitis B. La mayoría de las veces, un resultado positivo significa que hay una infección por hepatitis B (crónica) activa.

HBsAb
Abreviatura de anticuerpo de superficie de hepatitis B, un análisis de sangre que determina la inmunidad a la hepatitis B. Un resultado positivo significa que es inmune al virus de la hepatitis B, ya sea por una infección previa o por una vacunación.

> *Las personas que tienen VIH y HBV deben recibir tratamiento para ambas infecciones al mismo tiempo.*

emtricitabina *sin* tenofovir, porque estos medicamentos por sí solos tienen un alto riesgo de seleccionar resistencia a la hepatitis B.

¿Qué sucede si no puede tomar tenofovir? Esto se ha vuelto progresivamente poco común con la forma más nueva de tenofovir AF, que se puede administrar de manera segura a personas con enfermedad renal y baja densidad ósea. Pero todavía hay algunas personas que no pueden tomar este medicamento, por lo que su proveedor debe agregar otro tratamiento contra la hepatitis B a su régimen contra el VIH, un medicamento llamado entecavir (*Baraclude*).

Suspender los medicamentos contra el HBV puede provocar un brote peligroso de hepatitis. Las personas con HBV crónico también deben hacerse pruebas periódicas para detectar cirrosis y cáncer de hígado con una ecografía del hígado y un análisis de sangre de **alfafetoproteína (alpha-fetoprotein, AFP)**.

> **Alfafetoproteína (AFP)**
> Un análisis de sangre que se usa para buscar cáncer de hígado.

81. ¿Cómo puedo prevenir el cáncer de cuello uterino y anal?

Tanto el cáncer cervical como el anal son causados por el virus del papiloma humano (HPV), un virus de transmisión sexual que primero provoca cambios en las células del cuello uterino y el ano (**displasia**), que luego pueden convertirse en cáncer. La infección por HPV es común y también lo es la displasia. Afortunadamente, *los cánceres* de ano y de cuello uterino son mucho menos comunes y se pueden prevenir.

> **Displasia**
> Desarrollo o crecimiento anormal de tejidos, órganos o células.

La prueba de Papanicolaou cervical es una prueba de rutina para que las mujeres busquen displasia cervical.

COINFECCIÓN

Las mujeres VIH positivo deben hacerse una prueba de Papanicolaou con regularidad, al menos una vez al año. Una prueba de Papanicolaou anormal se evalúa mediante **colposcopia**, donde las áreas anormales se pueden observar más de cerca y realizar una biopsia. Las lesiones de alto grado se pueden tratar con una cirugía menor.

Debido a que la **displasia anal** también es causada por el HPV, involucra células similares y también puede convertirse en cáncer, muchos expertos diagnostican y tratan la displasia anal como lo hacen con la displasia cervical, aunque la evidencia que respalda este enfoque no es tan sólida como lo es para el cáncer cervical. Eso ahora es posible usando una prueba de Papanicolaou anal y una **anoscopia de alta resolución (high-resolution anoscopy, HRA)**, el equivalente anal de la colposcopia.

Una prueba de Papanicolaou anal es un procedimiento simple: se inserta un hisopo húmedo en el ano y se gira para salir. Sin embargo, no tiene sentido hacer un Papanicolaou anal a menos que haya alguien capacitado para hacer un seguimiento de los resultados anormales con HRA, para realizar una biopsia de las lesiones sospechosas y tratar lesiones de alto grado. La detección de displasia anal se realiza principalmente en hombres que han tenido relaciones sexuales con hombres y en mujeres, especialmente mujeres que tienen displasia cervical o verrugas anales o genitales. Los hombres heterosexuales también pueden tener displasia anal (incluso los hombres heterosexuales que nunca han tenido relaciones sexuales con un hombre), por lo que algunos argumentan que deberíamos hacer esta prueba en todas las personas con VIH.

Ahora existen vacunas efectivas para prevenir el HPV, especialmente las cepas que causan cáncer (Pregunta 26).

Colposcopia
Procedimiento que se usa para examinar más de cerca el cuello uterino en busca de displasia debido a una infección por HPV en mujeres que han tenido resultados anormales en la prueba de Papanicolaou.

Displasia anal
Células anormales en el ano causadas por el HPV. Si no se trata, puede progresar a cáncer anal.

Anoscopia de alta resolución (HRA)
Procedimiento que se usa para examinar más de cerca el revestimiento del ano en busca de displasia, debido a una infección por HPV, en personas que han tenido pruebas de Papanicolaou anales anormales.

Están aprobadas para hombres y mujeres hasta los 26 años, pero es mejor usarlas en niños o adolescentes antes de que sean sexualmente activos. Los jóvenes con VIH definitivamente deben vacunarse, y las pautas ahora señalan que, si tiene hasta 45 años y quiere la vacuna contra el HPV, debe recibirla.

PARTE TRECE

Salud mental y consumo de sustancias

¿Cómo sé si estoy deprimido?

¿Qué debo hacer si estoy deprimido?

¿Cuáles son los riesgos de consumir drogas si tengo VIH?

Más . . .

82. ¿Cómo sé si estoy deprimido?

Las personas deprimidas se sienten tristes, vacías, huecas, sin esperanza y aisladas. Las actividades y las personas que alguna vez disfrutaron ya no brindan placer.

Las personas con VIH que están deprimidas pueden asumir que solo están teniendo una respuesta normal al tener el virus. Pero la depresión, en el verdadero sentido médico de la palabra, *nunca* es "normal". Las personas, a menudo, se describen a sí mismas como "deprimidas" cuando lo que *realmente* quieren decir es que están tristes, decepcionadas, enojadas, preocupadas o desmoralizadas: respuestas perfectamente normales a las cosas malas que nos suceden a todos en la vida.

La depresión, por otro lado, no es una respuesta *normal* a las desgracias de la vida. Algunas personas pueden estar deprimidas sin motivo aparente, cuando todo va bien objetivamente, mientras que otras experimentan un sufrimiento terrible sin estar nunca deprimidas. Si bien la depresión puede ser desencadenada por acontecimientos de la vida en personas que son propensas a ella, el hecho de que esté deprimido tiene que ver tanto con la química del cerebro como con las circunstancias externas. El papel de cada uno en la depresión de una persona es diferente en cada caso.

Las personas deprimidas se sienten tristes, vacías, huecas, sin esperanza y aisladas. Las actividades y las personas que alguna vez disfrutaron ya no brindan placer. Pueden perder interés en el sexo, el trabajo, los pasatiempos, los amigos y la familia. No ven luz al final del túnel: el futuro parece sombrío. Pueden tener insomnio o pueden dormir demasiado. Pueden perder el apetito por la comida o comer en exceso. Pueden consumir drogas o alcohol o participar en relaciones sexuales de alto riesgo porque estas actividades brindan un alivio momentáneo. Los síntomas de la depresión pueden incluir fatiga, pérdida (o aumento) de peso, pérdida de memoria y dolor de cabeza.

Por el contrario, las personas que están experimentando problemas normales de afrontamiento, por ejemplo, lidiar con un diagnóstico de VIH, pueden sentirse tristes, estresadas, enojadas o preocupadas, pero entienden que lo superarán. Pueden "animarse" o distraerse manteniéndose ocupados, estando con amigos o participando en actividades que disfrutan.

Si esta descripción de la depresión le parece cierta, hable con su proveedor médico de inmediato. La depresión es una afección peligrosa, pero altamente tratable. También es uno de los mayores factores de riesgo de la mala adherencia a los medicamentos antirretrovirales, otra razón para tomarlo en serio.

83. ¿Qué debo hacer si estoy deprimido?

Si ve la depresión como una emoción normal, un signo de debilidad o un defecto de carácter, no obtendrá la ayuda que necesita. Piense en la depresión como si fuera una neumonía. *Puede* mejorar por su cuenta, pero no será agradable. Podría llevar mucho tiempo. Incluso *podría* matarlo. Con tratamiento, las cosas pueden mejorar rápidamente.

La mejor manera de tratar la depresión es hablar con un proveedor de atención médica, quien puede recomendarle más terapia o que tome **antidepresivos**, medicamentos que restablecen el equilibrio normal de las sustancias químicas en su cerebro, que se han desequilibrado mientras está deprimido. Hay muchos antidepresivos disponibles.

Antidepresivos
Fármacos utilizados para tratar la depresión.

Todos los antidepresivos funcionan para tratar la depresión, pero tienen diferentes efectos secundarios. Algunos son sedantes, lo que puede ser útil para las personas con insomnio. Otros pueden animarlo si está fatigado o

> *La depresión es una afección peligrosa, pero altamente tratable.*

si duerme demasiado. Algunos antidepresivos pueden causar efectos secundarios sexuales, especialmente el retraso en el orgasmo. La mayoría de los antidepresivos también ayuda a controlar la ansiedad y los pensamientos obsesivos. Un paciente mío, cuyo hijo había sufrido mucho por las complicaciones de la adicción a la heroína, me dijo que tomar antidepresivos para la depresión lo hacía reflexionar menos sobre los problemas de su hijo. No obstante, *sabía* que eran problemas, por lo que los antidepresivos no lo llevaron a la negación, simplemente no lo hicieron sentir deprimido y abrumado. El tratamiento antidepresivo le permitió volver a ser productivo en el trabajo y un buen padre para su hijo y otros niños.

Cuando tome un antidepresivo, no espere cambios repentinos ni dramáticos. Pueden pasar de dos a cuatro semanas antes de que comience a notar una diferencia. El punto no es cambiar su personalidad ni hacerlo eufóricamente feliz. El objetivo de los antidepresivos es hacerlo sentir como usted mismo otra vez. Los antidepresivos no cambiarán las circunstancias de su vida, pero pueden ayudarlo a sobrellevar esas circunstancias. No crean hábito: pueden reducirse y detenerse cuando ya no los necesite. (Y es importante ir disminuyendo la mayoría de ellos; suspender repentinamente los antidepresivos puede hacerlo sentir terrible. Su proveedor puede brindarle orientación sobre cómo hacer esto). Si no tolera el primer medicamento que prueba, no se dé por vencido. Cambie a un medicamento con un perfil de efectos secundarios diferente.

> *La mejor forma de tratar la depresión es tomar antidepresivos, medicamentos que restablecen el equilibrio de las sustancias químicas del cerebro, que se han desequilibrado cuando se está deprimido.*

La terapia y la psicoterapia pueden hacer que los medicamentos sean más efectivos y, en algunas personas, lograr que sea innecesario tomarlos. La terapia de conversación se vuelve especialmente útil a medida que comienza a mejorar: lo ayuda a volver a la vida, a lidiar con los problemas que podrían haber contribuido a la depresión y a mantenerlo saludable después de mejorar. La psicoterapia también es excelente para las personas que no están deprimidas, pero que tienen problemas para sobrellevar las circunstancias de la vida.

84. ¿Cuáles son los riesgos de consumir drogas si tengo VIH?

Antes de entrar en lo que piensa la mayoría de la gente cuando usa la palabra "drogas", permítanme analizar la droga de abuso más comúnmente utilizada en los Estados Unidos, y esa es el alcohol. Es ampliamente aceptado que el consumo ocasional o ligero de alcohol, por lo general, es seguro (a menos que tenga problemas hepáticos, incluida la hepatitis C, entonces el alcohol no es seguro). Sin embargo, el consumo excesivo de alcohol tiene numerosas consecuencias médicas y psicológicas negativas, sin duda ya conoce muchas de ellas (Pregunta 92).

¿Cómo saber si su consumo de alcohol es un problema? Una forma sencilla es ver si está influyendo negativamente en sus relaciones con parejas, amigos o familiares; si está reduciendo su rendimiento en el trabajo o en las responsabilidades familiares; o si nota problemas de salud que atribuye a su consumo de alcohol. Si responde "yes", o incluso "tal vez", a cualquiera de estas preguntas, tiene un problema con el alcohol y debe buscar ayuda. Su proveedor podrá referirlo a los servicios disponibles en su área para ayudarlo con la adicción al alcohol.

Ahora, hablemos sobre las otras drogas. Las personas con VIH, a menudo, asumen que el consumo de drogas es malo para ellos porque reduce su recuento de CD4 y aumenta su carga viral. No obstante, esa no es el motivo para mantenerse alejado de las drogas.

Lo más importante es que existen los peligros médicos de las propias drogas. La cocaína causa infartos de miocardio y enfermedades mentales. Inyectarse heroína u otras drogas puede provocar infecciones bacterianas graves de las válvulas cardíacas, los huesos y las articulaciones; de hecho, estas infecciones ahora representan un mayor riesgo para las personas que se inyectan drogas que el VIH y la hepatitis C. He visto a muchos jóvenes con discapacidades permanentemente, o incluso morir, a causa de estas infecciones. La metanfetamina puede destruir los dientes, el cerebro, sus relaciones, su carrera y su vida.

Todas las drogas que acabo de mencionar son adictivas. Al principio, las personas pueden tener una tendencia a creer que pueden mantener bajo control el consumo de cocaína, heroína y metanfetamina. Sin embargo, una vez que comienza a consumir, corre un gran riesgo de necesitar aumentar la dosis y la frecuencia hasta que comiencen a interferir con su vida: sus relaciones con sus parejas, amigos y familiares, y su vida laboral. Todo comienza a pasar a un segundo plano ante la adicción.

Es difícil pensar en demasiadas advertencias terribles sobre los peligros de la marihuana, que ahora es legal en muchos estados. No obstante, incluso sus defensores admiten que el uso intensivo regular puede volverlo tonto y perezoso, y ahora hay cierta evidencia de que podría aumentar el riesgo de enfermedad mental más adelante en la vida. Existe evidencia de que el **Aspergillus**, un hongo que puede causar infecciones peligrosas en personas con recuentos de CD4 muy bajos, puede vivir en las hojas de marihuana y puede inhalarse.

Aspergillus
Un hongo que causa aspergilosis, una infección potencialmente grave que afecta a los pulmones y que puede ocurrir en personas con la enfermedad muy avanzada del VIH.

Los medicamentos también pueden interactuar con sus medicamentos para el VIH. Las compañías farmacéuticas no suelen estudiar las interacciones entre sus drogas y las sustancias ilegales, pero existe evidencia de que las personas se han visto perjudicadas por tomar "drogas de club", como MDMA (éxtasis) y ketamina, junto con antirretrovirales, por ejemplo.

El consumo de drogas puede aumentar el riesgo de contraer otras infecciones o de transmitir el VIH a otras personas. Estar drogado disminuye sus inhibiciones y nubla su juicio, esto le permite tomar riesgos que de otro modo no tomaría, y lo pone en riesgo de contraer infecciones de transmisión sexual, incluyendo sífilis (Pregunta 89) y hepatitis C (Pregunta 79). La inyección es especialmente riesgosa, ya que puede propagar el VIH, la hepatitis C y otras infecciones transmitidas por la sangre.

Finalmente, los estudios muestran que las personas que consumen drogas tienen menos probabilidades de tomar la ART correctamente, lo que los pone en riesgo de resistencia a los medicamentos contra el VIH y pierde opciones de tratamiento. Si tiene un problema con las drogas y no es urgente comenzar la ART, obtenga tratamiento antes de comenzar. No espere a equivocarse y desarrollar resistencia a los medicamentos.

En última instancia, un gran motivo para mantenerse alejado de las drogas es mantenerse física y mentalmente saludable para que tenga la ventaja contra el VIH.

El consumo de drogas puede aumentar el riesgo de contraer otras infecciones o de transmitir el VIH a otras personas. Si tiene un problema con las drogas, reciba tratamiento antes de comenzar el ART.

PARTE CATORCE

Relaciones, sexualidad y prevención

¿Cómo y cuándo debo divulgar mi estado de VIH a mis parejas?

¿Cómo tengo sexo seguro?

¿Qué debo saber sobre las infecciones de transmisión sexual?

Más . . .

85. ¿Cómo y cuándo debo divulgar mi estado de VIH a mis parejas?

Tener VIH no significa que no puede tener relaciones íntimas o sexo. Sin embargo, incluso en la era de "U = U", donde las personas que reciben ART con cargas virales indetectables no transmitirán el virus a sus parejas, sigo pensando que debe divulgar su estado de VIH.

Algunos argumentan que la divulgación no es necesaria si está practicando sexo seguro o está en una ART. Señalan que todos conocen los riesgos y deben protegerse, independientemente de lo que sus parejas digan o no digan sobre su estado. También hay situaciones en las que la divulgación no es realista. El sexo anónimo que ocurre en un balneario o en un callejón oscuro rara vez implica un "¿cómo estás?", mucho menos un intercambio detallado de información médica. Por otra parte, alguien que tenga relaciones sexuales en ese entorno debe asumir un alto nivel de riesgo y tomar las precauciones adecuadas.

La divulgación se vuelve especialmente importante cuando está saliendo o comenzando una nueva relación. Algunos lidian con esto saliendo solo con otras personas con VIH. Eso simplifica las cosas, pero no es posible para todos. Divulgar su estado a una pareja negativa, a veces, puede ser un factor decisivo, lo que no solo genera rechazo, sino también el riesgo de que su nuevo "ex" pueda compartir su información con otros. Por ese motivo, muchos optan por esperar hasta que haya afecto mutuo, confianza y la sensación de que la relación va a alguna parte.

El problema es que, cuanto más espere, es más probable que su nueva pareja se sienta traicionada cuando finalmente divulgue su estado, especialmente si la relación ya se ha vuelto sexual. Además, póngase en su lugar: ¿no le gustaría saber el estado de su pareja, aunque solo sea por una expresión de honestidad y confianza en la relación? Si tiene VIH y su objetivo es tener una relación, es posible que deba tomar las cosas con más calma que cuando no lo tenía. Conozca y confíe en su pareja primero, luego hable sobre su estado de VIH, y *luego* tenga relaciones sexuales. Si este proceso toma un tiempo, recuerde que, en las novelas de Jane Austen, las parejas ni siquiera usaban su nombre de pila hasta que se anunciaba el compromiso, ¡y tomarse las manos enguantadas era evidencia de que las cosas habían progresado a un nivel avanzado de intimidad!

86. ¿Cómo tengo sexo seguro?

No hay actividad sexual que garantice que no transmite el VIH, y existe al menos *cierto* riesgo en la mayoría de las actividades, al menos en las más populares. No puedo darle pronósticos ni porcentajes, ya que el riesgo depende no solo de lo que está haciendo, sino de cómo lo está haciendo y de su carga viral. Como ya se señaló varias veces en este libro, el riesgo se elimina esencialmente si está tomando ART y la carga viral es indetectable. En estudios que analizan "parejas discordantes" (parejas en las que uno es positivo y el otro es negativo), *no* hemos visto casos de transmisión cuando la persona con VIH está en ART y tiene una carga viral indetectable, incluso cuando las parejas son específicamente reclutadas porque no usan condones. Mensaje importante: recibir una ART eficaz es *la* forma más eficaz de prevenir la transmisión durante las relaciones sexuales. No puedo enfatizar ese punto lo suficiente, por eso lo sigo repitiendo.

Sin embargo, imaginemos que su carga viral es superior a 200 y no está en ART. (Nota: Debería estarlo). Aquí hay algunos comentarios generales sobre el "riesgo" de las actividades sexuales más comunes, suponiendo que la carga viral sea detectable y no se usen condones:

- *Relaciones sexuales anales y vaginales.* Si la pareja positiva está arriba, esta es la actividad de mayor riesgo. Un condón reduce el riesgo dramáticamente si no se rompe. El riesgo es mucho menor si la pareja positiva está en la parte de abajo. Esto se debe a que el revestimiento del ano y la vagina está hecho de células mucosas, que pueden infectarse, mientras que el pene está casi completamente cubierto por piel, lo que no puede ocurrir. Sin embargo, un hombre todavía puede infectarse por estar encima. El riesgo es mayor si no está circuncidado o si tiene herpes, sífilis u otras llagas abiertas en el pene. El riesgo de propagar el VIH y el virus de la hepatitis C aumenta si hay sangrado durante las relaciones sexuales.
- *Sexo oral.* El VIH se puede transmitir al introducir el fluido preseminal ("presemen"), semen, fluido vaginal o sangre menstrual de una persona positiva en la boca. (No tiene nada que ver con tragar porque el estómago es un lugar inhóspito para que los virus sobrevivan). El riesgo es mayor si las encías están en mal estado. Si la pareja positiva le da sexo oral a la pareja negativa, esencialmente no hay riesgo de transmisión del VIH, aunque pueden propagarse otras STI de esa manera.
- *Sexo oral-anal ("beso negro").* No propagarás el VIH de esta manera, pero la persona que hace el beso negro podría contraer hepatitis A o una infección gastrointestinal bacteriana o parasitaria.
- *Masturbación mutua.* Esto es muy seguro siempre y cuando no tenga cortes abiertos o llagas en las

manos y mantenga los líquidos fuera de la boca y los ojos.

- *"Deportes acuáticos".* La orina es un fluido corporal seguro.
- *Besos, abrazos, arrumacos, masajes.* Todo seguro.

87. ¿Qué pasa si mi pareja es VIH negativo?

Supongamos que la divulgación está fuera del camino (Pregunta 85). Es positivo y su pareja negativa lo sabe. ¿Qué sigue?

Es su responsabilidad asegurarse de nunca transmitir el virus a *nadie,* incluida su pareja negativa. "Esta infección se detiene conmigo" son palabras a las que no debe apegarse. Por supuesto, las personas sin VIH deben ser conscientes de los riesgos y también deben protegerse. Desafortunadamente, ese enfoque no ha funcionado y la epidemia en los EE. UU. continúa a un ritmo de alrededor de 35,000 casos nuevos por año. Los expertos en prevención ahora están cambiando el mensaje de prevención para centrarse en quienes tienen el VIH, personas que saben mejor que nadie lo importante que es prevenir la transmisión y quienes deben asumir la mayor parte de la responsabilidad de no propagar la infección.

Lo más importante que puede hacer para prevenir la transmisión a una pareja negativa es mantener una carga viral indetectable en ART, la forma de prevención más efectiva que tenemos. Como ya he dicho (muchas veces, ¡pero es importante!), eso es todo lo que necesita, especialmente si ha sido "indetectable" durante años y se realiza los análisis con regularidad.

> *La superinfección puede provocar un aumento de la carga viral y una disminución del recuento de CD4, similar a lo que sucede con la infección inicial.*

Superinfección
Reinfección con una nueva cepa de VIH en alguien que ya ha sido infectado.

Cepas recombinantes
Cepas del VIH que son combinaciones de dos o más cepas.

Subtipos
En el caso del VIH, grupos de virus relacionados, también llamados "clados" o "subclados". La mayoría de las personas con VIH en los Estados Unidos están infectadas con el subtipo B, pero existen muchos otros subtipos en todo el mundo.

(Estoy sonando como un disco rayado aquí, ¿no? Y sí, ¡estoy traicionando mi edad al usar esta metáfora anticuada!).

No obstante, para algunas personas que no tienen VIH, eso puede no ser suficiente, lo que es su elección. Es posible que aún quieran usar condones, especialmente para actividades de alto riesgo o para prevenir otras infecciones de transmisión sexual. En algunos casos, pueden optar por usar PrEP para una mayor tranquilidad. A pesar de que no lo necesitan para evitar que usted se contagie del VIH, no me negaría a recetarle PrEP a alguien que lo deseara firmemente. Esa persona puede quererlo solo por seguridad adicional, o puede estar teniendo relaciones sexuales fuera de la relación y no querer divulgarlo. (Sí, esto sucede. Lo sé, impactante). Para obtener más información sobre el riesgo relativo de diversas actividades sexuales, consulte la Pregunta 86.

88. ¿Qué sucede si mi pareja y yo tenemos VIH?

Estar con una pareja que también tiene el VIH elimina las preocupaciones sobre una nueva transmisión del VIH, pero todavía hay razones para considerar el sexo protegido, incluida la evitación de otras infecciones de transmisión sexual (Pregunta 89). Antes de que recomendáramos que todas las personas con VIH tomaran ART, también nos preocupábamos por algo llamado **superinfección**. Si usted y su pareja no están en ART, es posible que se sobreinfecten con cepas adicionales del virus. Ha habido algunos casos bien documentados, lo que también explica por qué existen **cepas recombinantes** de VIH en el mundo (virus que son combinaciones de dos o más **subtipos**). Como se señaló, no se ha informado superinfección en personas que reciben ART, y sospecho que nunca sucederá. En otras palabras, dos personas con cargas virales indetectables en ART no tienen que preocuparse por una superinfección.

Cuando hablo con mis pacientes sobre el sexo con otras personas con VIH, recomiendo el uso de condones con parejas ocasionales, principalmente para prevenir infecciones de transmisión sexual. En las relaciones estables, la decisión de abandonar los condones dependerá principalmente de si cada miembro de la pareja está en ART con una carga viral indetectable y si son monógamos. Si uno tiene hepatitis C, se deben usar condones hasta que se trate y cure.

89. ¿Qué debo saber sobre las infecciones de transmisión sexual?

Ser positivo no significa que pueda dejar de preocuparse por las infecciones de transmisión sexual (sexually transmitted infection, STI). Hay otras más que se deben evitar.

La **sífilis** puede ser peor en personas con VIH. Puede progresar más rápidamente si no se trata. Es más probable que infecte el sistema nervioso y puede afectar su vista y audición. Los análisis de sangre que usamos para controlar su respuesta al tratamiento de la sífilis pueden ser más difíciles de interpretar y pueden tardar más en volverse negativos que en las personas VIH negativo. Si es VIH positivo, debe hacerse una prueba de sífilis y repetir la prueba al menos una vez al año, con más frecuencia si es sexualmente activo con varias parejas.

La **gonorrea** y la **clamidia** son infecciones comunes que pueden infectar la uretra del pene, el cuello uterino, el ano y la garganta. La gonorrea se ha vuelto resistente a los antibióticos orales estándar y ahora debe tratarse con una inyección. (De hecho, si las cosas continúan como

Ser positivo no significa que pueda dejar de preocuparse por las infecciones de transmisión sexual.

Sífilis

Una infección de transmisión sexual causada por *Treponema pallidum*, una bacteria que puede causar lesiones anales, genitales o bucales (sífilis primaria); fiebre, sarpullido y hepatitis (sífilis secundaria); o infección del cerebro, líquido cefalorraquídeo, ojos u oídos (neurosífilis). También puede estar latente, sin causar síntomas (sífilis latente).

Gonorrea

Una infección de transmisión sexual causada por la bacteria *Neisseria gonorrhoeae*.

Clamidia

Una infección de transmisión sexual causada por *Chlamydia trachomatis*.

van con la resistencia a los medicamentos, es posible que eventualmente debamos tratar la gonorrea con terapia intravenosa). Los hombres con VIH deben hacerse una prueba de gonorrea y clamidia con un análisis de orina y también con hisopos anales y/o de garganta si tienen sexo anal u oral; las mujeres deben hacerse la prueba en el momento de su examen pélvico de rutina. Un tipo diferente de infección por clamidia, el **linfogranuloma venéreo (lymphogranuloma venereum, LGV)**, a veces, causa infecciones anales y rectales (**proctitis**) en hombres homosexuales. Tiende a ser más grave que la clamidia estándar y lleva más tiempo tratarla. Escucho a hombres homosexuales decir que se han hecho "pruebas de STD", pero que lo único que les han hecho es un análisis de sangre para sífilis y un análisis de orina, que solo buscan gonorrea y clamidia en la uretra del pene. Si está teniendo sexo oral y anal y nadie le ha frotado la garganta y el trasero, no le han hecho una prueba exhaustiva.

El herpes genital, generalmente causado por el virus del herpes simple tipo 2 (HSV-2), provoca ampollas dolorosas y úlceras superficiales en los genitales, alrededor del ano o en la piel. La infección persiste de por vida y puede reaparecer, especialmente en personas con recuentos bajos de CD4. La ART puede ayudar, pero los brotes deben tratarse con un medicamento contra el herpes, como aciclovir, famciclovir o valaciclovir. Si tiene brotes frecuentes, debe tomar uno de esos medicamentos diariamente, que no solo previene los brotes de herpes, sino que también reduce el riesgo de transmisión del herpes (y posiblemente del VIH).

La infección por el virus del papiloma humano (VPH) se analiza en las Preguntas 26 y 81. Existen otras STI de las que no he hablado, pero que también es mejor evitar.

Linfogranuloma venéreo

Una infección de transmisión sexual causada por la *clamidia*.

Proctitis

Infección o inflamación del recto.

PARTE QUINCE

Vivir con VIH

¿Qué alimentos y agua son seguros?

¿Debo tomar vitaminas o suplementos?

¿Puedo viajar al extranjero?

Más . . .

90. ¿Qué alimentos y agua son seguros?

Hay algunos alimentos que debe *evitar* comer debido al VIH, pero hay algunas pautas a seguir, especialmente si su recuento de CD4 es bajo. Este consejo se aplica, en particular, si acaba de recibir un diagnóstico y su sistema inmunitario aún no ha tenido la oportunidad de mejorar con la ART.

Evite la carne poco cocida (res, cordero, cerdo), en especial si su anticuerpo *Toxoplasma* es negativo (Pregunta 56). Evite los huevos crudos, las aves poco cocinadas, la leche o los jugos de frutas sin pasteurizar y los brotes crudos. Este es un buen consejo para *todos*, no solo para las personas con VIH. Los quesos duros (como el cheddar) son más seguros que los quesos blandos (como el brie, el feta, el camembert o los quesos mexicanos), que pueden contener *Listeria*, una bacteria que puede causar meningitis (aunque no con frecuencia). Evitar los mariscos crudos es una buena idea, pero si no puede resistirse a una ostra cruda, asegúrese de ser inmune a la hepatitis A (Pregunta 26). Algunos médicos recomiendan evitar el sushi, pero eso me parece cruel y extremo, ya que los parásitos que puede contraer del sushi no son peores si tiene VIH o si no lo tiene. Tenga cuidado de no "contaminar de forma cruzada" los alimentos cuando los esté preparando. Para obtener buenos consejos sobre seguridad alimentaria, visite www.foodsafety.gov.

¿Qué *debe* comer? Comida saludable, preferiblemente comida *real*: comida que usted o alguien más cocina con ingredientes originales y pronunciables. *Eat Real Food, Not Too Much, Mostly Plants* (Comer comida real, no demasiado, principalmente plantas), es el título de un libro que recomiendo enfáticamente escrito por Michael Pollan. Es un libro divertido de leer sobre cómo comer de manera saludable, pero si no tiene tiempo, ¡el título lo dice todo! Coma frutas y verduras frescas, con cada comida, todos los días. Los almidones deben ser marrones, no blancos; los almidones blancos y refinados simplemente se convierten en azúcar. Piense en el postre como un gusto especial, no como un plato diario. Evite demasiados alimentos envasados, esos productos indestructibles de colores brillantes que tienen listas de ingredientes de una milla de largo. Dada la opción entre una manzana, una manzana real, y un artículo preenvasado con sabor a manzana, en un paquete brillante, elija la primera siempre, incluso si la última afirma tener todo tipo de aditivos "saludables".

Para aumentar de peso, coma más, preferiblemente alimentos naturales, ricos en calorías como nueces, salsas con aceite de oliva y pequeñas porciones de carne, pescado o pollo. Para perder peso, coma menos. Rompa las reglas de vez en cuando, pero no todos los días. Cuando *rompa* las reglas, rómpalas sin sentirse culpable. Finalmente, antes de desarrollar demasiadas reglas o restricciones dietéticas rígidas, recuerde que comer no es una forma de terapia médica sino uno de los grandes placeres de la vida.

¿Qué pasa con el agua? Para la mayoría de las personas con VIH, el agua del grifo es perfectamente segura. Si es joven y no está familiarizado con el término "agua del grifo", se refiere a una bebida abundante y saludable que la gente solía beber *directamente de los grifos y bebederos sin cargo*, pero que ha sido reemplazada por una versión costosa y embotellada que llamo "agua del grifo de una ciudad en la que no vive". Cómo se engañó a millones de estadounidenses crédulos para que entregaran voluntariamente dinero a grandes corporaciones por algo que todavía es gratis es un gran misterio, pero sucedió: la evidencia plástica descartada de ello está en todas partes.

Las mejores razones para pagar por el agua son si el agua del grifo sabe mal, se sabe que es de mala calidad o si le gusta con gas. (Y tenga en cuenta que el consumo excesivo y prolongado de bebidas gaseosas, incluida el agua, puede disminuir la densidad ósea). De lo contrario, el agua del grifo está bien para la mayoría de las personas. Si su recuento de CD4 está por debajo de 100, tenga en cuenta el riesgo de **criptosporidiosis**. El *Cryptosporidium* es un parásito que puede transmitirse de persona a persona o ingerirse en agua contaminada. El agua del grifo suele ser segura, pero ha habido brotes ocasionales cuando el suministro de agua se contamina. Puede protegerse filtrando el agua del grifo a través de un filtro de 100 micrones. El agua embotellada también está bien, pero solo si la empresa la filtra de la misma manera, lo cual no está garantizado.

> **Criptosporidiosis**
> Diarrea causada por *Cryptosporidium*, un parásito que se puede encontrar en el agua contaminada o transmitirse de persona a persona.

91. *¿Debo tomar vitaminas o suplementos?*

A menos que sufra de una deficiencia nutricional conocida, o tenga problemas con sus intestinos que le impidan absorber alimentos reales, las vitaminas y los suplementos no valen la pena. En realidad, son peores que eso: varios estudios que evalúan los efectos de las vitaminas en la salud, en ocasiones, sorprendentemente han encontrado *daños* en la salud a causa de las vitaminas. No solo eso, a menudo son costosos y algunos incluso pueden interferir con la absorción adecuada de alimentos y medicamentos.

Los diagnósticos de "deficiencia de vitamina D" han estado de moda durante la última década o más y, como resultado, muchas personas están tomando suplementos de vitamina D, a veces junto con calcio. Si bien es cierto que muchos de nosotros tenemos niveles bajos de vitamina D, especialmente en el invierno, ya que obtenemos mucha vitamina D de la luz solar, hay muy poca evidencia de que los suplementos de vitamina D realmente ayuden a alguien. Mucho mejor sería aumentar la ingesta de vegetales de hojas verdes y otros alimentos ricos en vitamina D. Además, si hay buen clima, salga y haga algo de ejercicio bajo el sol. Incluso se ha demostrado que los suplementos de calcio que algunas personas han estado tomando durante años para mantener los huesos fuertes tienen efectos negativos, en particular, provocan cálculos renales. Incluso podrían ser malos para su corazón. Otro problema con el calcio es que interfiere con la capacidad de su cuerpo para absorber los inhibidores de la integrasa, que es una de las clases de ART más importantes que tenemos: muchas personas con VIH los toman, más comúnmente bictegravir o dolutegravir. Entonces, si debe tomar calcio, asegúrese de separarlo de su tratamiento de ART, por lo menos un par de horas.

El Cryptosporidium es un parásito que puede transmitirse de persona a persona o ingerirse en agua contaminada.

92. ¿Todavía puedo beber alcohol?

La respuesta depende de si hubiera estado bien que bebiera si no tuviera el VIH. El VIH en sí tiene muy poco que ver con esto. Primero, hablemos de quién *no* debe beber:

1. Las personas con hepatitis B o C crónica no deben beber porque puede empeorar la hepatitis y aumentar el riesgo de cirrosis (consulte las Preguntas 79 y 80). Una vez que se haya curado de la hepatitis C, puede considerar beber con moderación, siempre que no tenga cirrosis.

2. Las personas con alcoholismo no deben beber porque pocos son capaces de beber con moderación. El consumo excesivo de alcohol es malo para casi todos los órganos de su cuerpo. Es especialmente malo para el hígado, que ya puede estar estresado por algunos de los medicamentos que usamos para tratar el VIH. Hay otras afecciones que pueden ser causadas tanto por el consumo excesivo de alcohol como por el VIH o la ART, como neuropatía, demencia, trastornos sanguíneos, problemas cardíacos y pancreatitis, solo por nombrar algunos. ¿Por qué aumentar su riesgo?

Las personas que están borrachas son pésimas tomando medicamentos, y ya hemos hablado de lo que sucede cuando no toma sus medicamentos (Pregunta 31). Si se pregunta si tiene un problema con el alcohol, es muy probable que lo tenga. Si el alcohol ha causado repetidamente problemas con su trabajo, relaciones o antecedentes penales o de manejo, si no puede controlar su forma de beber, si otras personas piensan que bebe demasiado, si se siente culpable o miente acerca de su forma de beber, o si se despierta con resaca o tembloroso hasta que se le abren los ojos, entonces tiene un problema, uno que debe abordarse lo antes posible.

Si puede beber con moderación y no tiene ningún motivo médico para evitar el alcohol, entonces beber está bien con el VIH y con los medicamentos para el VIH.

Si puede beber con moderación y no tiene ningún motivo médico para evitar el alcohol, entonces beber está bien con el VIH y con todos los medicamentos para el VIH. El alcohol no interfiere con la actividad de los medicamentos ni aumenta su toxicidad, siempre que no se exceda. Reduzca a un máximo de dos tragos por día: dos copas de vino, dos cervezas o dos onzas de bebidas blancas. Si no bebe durante toda la semana, eso no significa que pueda tomar 14 tragos el viernes por la noche.

93. ¿Puedo viajar al extranjero?

Sí, pero hay algunas cosas a considerar, especialmente si vas a un país de recursos limitados donde hay infecciones con las que normalmente no estarías en contacto. Si su recuento de CD4 es superior a 200, el riesgo es casi el mismo que para cualquier otra persona. Sin embargo, si su recuento es bajo, especialmente menos de 50, entonces debe evitar todo tipo de viajes y concentrarse en lo más importante para mejorar su salud: recibir una ART efectiva para que su sistema inmunológico mejore. Puedes viajar una vez que esto ocurra, y no tomará mucho tiempo.

El sitio web de los CDC (www.cdc.gov/travel) tiene excelente información específica de cada país sobre precauciones y vacunas. Las personas con VIH que tienen recuentos bajos de CD4 (menos de 200), por lo general, deben evitar las vacunas que contienen virus o bacterias vivas. Esto es particularmente cierto para la **vacuna oral contra la fiebre tifoidea** (en su lugar, obtenga la vacuna inyectable). Si se requiere la vacuna **contra la fiebre amarilla** y su recuento de CD4 es bajo, considere ir a Orlando en lugar de Ouagadougou. Recibir la vacuna está bien si tiene un recuento alto de CD4 y existe un riesgo definido de fiebre amarilla en el lugar al que se dirige. Asegúrese de haber recibido un refuerzo contra el tétanos en los últimos diez años y haberse vacunado contra la hepatitis A y B si aún no es inmune (Pregunta 25). Tome las precauciones habituales para evitar la diarrea del viajero y hable con su médico acerca de llevar un antibiótico para tratarla si sucede.

No importa a dónde vaya, asegúrese de tener suficientes medicamentos para todo el viaje y algo más. Planifique con anticipación los vuelos cancelados o retrasados: ¡suceden! Lleva los frascos originales para evitar problemas

Vacuna contra la fiebre tifoidea

Una vacuna para prevenir la fiebre tifoidea, una infección bacteriana de la sangre causada por *Salmonella typhi*, a veces adquirida por viajeros a países en desarrollo.

Fiebre amarilla

Una enfermedad grave causada por el virus de la fiebre amarilla, que es transmitida por mosquitos y, a veces, adquirida por viajeros a partes de África o América Latina.

> *Por lo general, las personas con VIH deben evitar las vacunas que contienen virus o bacterias vivas.*

en el aeropuerto, y llévalas en el avión en lugar de facturarlas en su equipaje. Si va a realizar un viaje muy prolongado, consulte con su farmacia para obtener una mayor cantidad de medicamentos de lo habitual. A menudo, los planes de seguro otorgarán esto para los viajes.

Por lo general, no recomiendo viajar a personas que acaban de ser diagnosticadas y que tienen VIH avanzado con recuentos bajos de células CD4. Deben quedarse cerca de casa y concentrarse en recuperar la salud y comenzar la ART. Sin embargo, a veces viajar es inevitable. Si esta es su situación, le recomiendo que le pregunte a su proveedor el nombre de un médico o clínica de VIH en el área a la que viaja, en caso de que ocurra una complicación. Probablemente no lo necesite, pero nunca está de más tener esta información.

94. ¿Puedo tener mascotas?

Varios estudios han demostrado que tener mascotas se asocia con una mayor felicidad y satisfacción con la vida; un artículo reciente incluso encontró una relación con una supervivencia prolongada. La buena noticia es que aún puede tener mascotas si sigue algunas precauciones simples. Recuerde que la mayoría de las inquietudes y precauciones se refieren a las personas con recuentos bajos de CD4 que no están en tratamiento antirretroviral; una vez que comience el tratamiento, su sistema inmunitario será lo suficientemente fuerte como para tener cualquier mascota doméstica.

Si es posible, manténgase alejado de animales muy jóvenes (menos de seis meses) y evite el contacto con animales enfermos. Las mascotas con diarrea deben ser revisadas en busca de insectos en sus heces que se le puedan transmitir a usted. Lávese bien las manos después de tocar a sus mascotas y antes de comer.

Los gatos pueden portar *Toxoplasma gondii*, el parásito que causa la toxoplasmosis (Pregunta 56), que se contrae al comer caca de gato. *"¡Pero yo no como caca de gato!"*, protesta. Obviamente no lo hace, nadie lo hace; sucede si ha estado cambiando una caja de arena y accidentalmente la toca con las manos y luego se las lleva a la boca. Si tiene un recuento bajo de células CD4 porque aún no está en ART, la mejor solución es pedirle a otra persona que cambie la caja de arena. Si usted y el gatito viven solos, entonces use guantes, lávese las manos y cambie la caja todos los días porque es más difícil contraer toxo por caca fresca. Los gatitos de interior son más seguros que los merodeadores al aire libre. Tome las mismas precauciones con la jardinería también.

Los gatos también pueden transmitir *Bartonella*, la bacteria que causa la enfermedad por arañazo de gato en los niños, así como angiomatosis bacilar (una enfermedad de la piel) y **peliosis hepática** (una infección del hígado) en personas con VIH que tienen recuentos de células CD4 muy bajos (menos de 100). Los gatos mayores son más seguros que los jóvenes. No juegues rudo con el gatito. (Como dueño de un gato, este es un buen consejo para todos: mi gato Otto puede ser bastante caprichoso e incluso ha arañado a mi esposa, la persona que más lo ama). Afortunadamente, las infecciones relacionadas con las mascotas son poco comunes y son afecciones tratables; esto no es una justificación para quitarle las uñas a su gato como medida preventiva. Lo siento, pero no puede usar el VIH como excusa para salvar su sofá.

Los reptiles, pollitos y patitos pueden portar *Salmonella*, una bacteria que causa diarrea y otros problemas,

Peliosis hepática
Una infección hepática poco común causada por *Bartonella*.

y las personas con VIH son particularmente vulnerables. Lávese bien después de tocar al Sr. Lagarto o considere cambiarlo por otro animal. También ha habido informes de *Salmonella* en las golosinas comunes para mascotas, así que no las comparta con sus animales, no estaba pensando en hacerlo, ¿verdad?

¿Qué pasa con los perros? Mi perro Louie es un amor absoluto. (¿Puede decir que lo amo más que a nuestro gato Otto?). Sin embargo, el comportamiento de los perros es bastante variable, así que acérquese a los perros extraños con precaución. Las mordeduras de perros y gatos deben ser atendidas con prontitud, ya que tienen un alto riesgo de infectarse. Lávelas bien con agua y jabón, y si son muy profundos o dolorosos, hágase examinar por un médico para que pueda comenzar con los antibióticos.

95. *¿Todavía puedo hacer ejercicio?*

¡Puede y debe! Principalmente porque es una forma saludable de vivir y es importante mantener su salud general si tiene VIH. Pero hay algunas razones para hacer ejercicio que también son específicas del VIH:

1. Algunos de los medicamentos antirretrovirales más antiguos pueden causar acumulación de grasa, resistencia a la insulina y aumentos en el colesterol y los triglicéridos (Preguntas 43 y 46), lo que a su vez puede aumentar el riesgo de enfermedades cardíacas, y algunas personas que ahora toman agentes más nuevos se ven atrapadas con estos problemas por las drogas que tomaron en el pasado. El ejercicio aeróbico ayuda a revertir todas esas afecciones. Incluso nuestros tratamientos actuales más seguros, a veces, conducen al

aumento de peso. Después de comenzar el tratamiento, parte de este aumento de peso es un regreso a la salud: el virus le ha hecho perder peso. Pero después de un tiempo, este aumento de peso puede sobrepasar lo que es saludable. Una combinación de ejercicio y dieta es la mejor manera de evitar aumentar demasiado de peso.

2. Aunque no sabemos la causa, estamos viendo pérdida de densidad ósea en personas con VIH (Pregunta 50). El ejercicio, especialmente el ejercicio de resistencia, puede ayudar a mantener la densidad ósea.

3. Algunos de los medicamentos antirretrovirales más antiguos causaron lipoatrofia (pérdida de grasa) en las piernas, los brazos y los glúteos (Pregunta 46). El entrenamiento de resistencia puede aumentar la masa muscular en estas áreas, lo que puede ayudar a compensar la pérdida de grasa.

4. Algunas personas tienen un mayor riesgo de depresión. El ejercicio es un gran antidepresivo natural.

Si no está acostumbrado a hacer ejercicio, comience despacio. Camine más. Use las escaleras. Estacione en la esquina más alejada del lote. Más de la mitad de los viajes en automóvil que se realizan diariamente en los Estados Unidos son de menos de una milla. Considere caminar en su lugar. Si le gusta caminar cuando hay buen clima, inscríbase en un gimnasio. No haga el mismo tipo de ejercicio todos los días, combínelos para no aburrirse. Haga ejercicio con un amigo o escuche música o un libro grabado. Si es alguien a quien le gusta la bicicleta estática o la elíptica, y tiene problemas para cumplir con esto, use este tiempo para ponerse al día con su serie de transmisión favorita o ver videos musicales o lecciones de tenis en YouTube. (Eso es lo que hago: hacer que la elíptica sea divertida en lugar de aburrida). Es más probable que lo mate ser como una babosa en lugar del VIH, así que *no sea una babosa*.

96. ¿Qué son las directivas anticipadas?

Para exagerar lo obvio, *todos mueren*. Ya sea que tenga VIH, alguna otra enfermedad crónica o sea la representación de la salud, algún día tomará su último aliento. Antes de que tuviéramos un tratamiento efectivo para el VIH, una muerte prematura por sida era una casi certeza. Los médicos de VIH solíamos pasar mucho tiempo hablando con nuestros pacientes sobre cómo querían pasar sus últimos días, semanas y meses, con la esperanza de que tuvieran la mejor muerte posible. Era una conversación muy triste, pero necesaria.

Hoy, dedicamos más tiempo a hablar de la vida, la vejez, los nietos (si corresponde) y la jubilación. Sin embargo, envejecer es un gran recordatorio de que aún debemos hacer planes para cuando algún día no podamos cuidar de nosotros mismos o enfrentemos problemas médicos graves que podrían ser fatales. El mejor momento para pensar en estas cosas es cuando está sano y no tiene planes inmediatos de abandonar el planeta.

¿Qué tipo de atención médica desearía si estuviera enfermo y no pudiera tomar decisiones usted mismo? ¿Querría medidas de preservación de la vida (reanimación con resucitación **cardiopulmonar** o que le pusieran un respirador en la unidad de cuidados intensivos) si las posibilidades de recuperación fueran bajas? ¿Le gustaría algún tratamiento, incluida la alimentación artificial, si tuviera una enfermedad terminal? ¿A quién elegiría para que tomara decisiones médicas por usted?

CPR
Reanimación cardiopulmonar. Procedimientos utilizados para tratar de revivir a alguien cuyo corazón se ha detenido o que ha dejado de respirar.

Si sabe las respuestas a estas preguntas, necesita **directivas anticipadas**, documentos legales que dan a conocer sus deseos a los demás en caso de que usted no pueda hablar por sí mismo. Un **testamento en vida** es un documento legal que le permite detallar los tratamientos médicos y las medidas de preservación de la vida que desearía o no si no pudiera tomar esas decisiones solo. Un testamento en vida es importante, pero no es suficiente porque no cubre todas las decisiones que se deben tomar. Es aún más importante elegir a la persona que tomaría las decisiones médicas por usted si usted no pudiera tomarlas solo. Si esa persona es su cónyuge legalmente reconocido, entonces está cubierto, porque su cónyuge es automáticamente su pariente más cercano. Sin embargo, si desea que las decisiones las tome una pareja no casada, un amigo o un familiar diferente, entonces debe designar a esa persona mediante un **poder notarial duradero para la atención médica**, un documento legal que prevalece sobre las reglas de los familiares más cercanos y también su testamento en vida, para el caso. Este documento también permite que su pareja o amigo lo visite en el hospital si las visitas se limitan a miembros de la familia inmediata. La persona que designe debe estar al tanto de sus deseos por adelantado, incluido lo que está en su testamento en vida, y debe aceptar actuar de acuerdo con esos deseos.

Todos deberían tener estos documentos. No necesita un abogado, los formularios están disponibles en línea y en la mayoría de las clínicas y hospitales. Entregue una copia a su proveedor y a la persona que haya designado como responsable de la toma de decisiones.

También debe tener un testamento, especialmente si desea que sus pertenencias sean para alguien que no sea su familia inmediata. La necesidad de un abogado para

Directivas anticipadas
Documentos legales que le permiten tomar decisiones sobre la atención al final de la vida con anticipación (consulte **Testamento en vida** y **Poder notarial duradero para la atención médica**).

Testamento en vida
Un documento legal que le permite indicar qué procedimientos médicos y medidas de preservación de la vida desearía si ya no pudiera tomar decisiones por sí mismo.

Poder notarial duradero para la atención médica
Un documento legal que le permite autorizar a otra persona a tomar decisiones médicas en su nombre si pierde la capacidad de tomar decisiones por sí mismo.

redactar un testamento depende de cuán complejas sean sus finanzas y sus deseos. Los testamentos simples se pueden redactar con un software o programas en línea.

A nadie le gusta pensar o hablar sobre la muerte, pero las consecuencias de no tener directivas anticipadas pueden ser trágicas. Dé a conocer sus deseos y hágalos valer.

PARTE DIECISÉIS

Preguntas para aquellos que todavía tienen preguntas

¿Qué pasa con la teoría de que el VIH no causa sida?

¿No es cierto que las compañías farmacéuticas retienen la cura para ganar dinero?

¿Cuál es el estado de la epidemia mundial?

Más . . .

97. ¿Qué pasa con la teoría de que el VIH no causa sida?

En los primeros años de la epidemia del sida, poco después del descubrimiento del VIH, algunos científicos cuestionaron si el VIH realmente causaba el sida. Propusieron una serie de explicaciones alternativas, que sugerían que el sida fue causado por el uso de drogas ilegales y zidovudina (en el mundo desarrollado) y la desnutrición (en el mundo en desarrollo). Estos científicos argumentaron que los **postulados de Koch** no se habían cumplido y advirtieron que la terapia antirretroviral, más que salvar vidas, las estaba acabando prematuramente.

Si su hipótesis era descabellada a fines de la década de 1980, hoy es una completa locura. Los postulados de Koch se han cumplido muchas veces. Ahora tenemos una comprensión sólida y cada vez mayor de cómo el VIH infecta las células humanas, daña el sistema inmunológico y causa el sida. Los efectos de la ART que salvan vidas han sido bien establecidos por innumerables ensayos clínicos, extensos estudios observacionales y datos de grandes poblaciones. No fue casualidad que la tasa de mortalidad por sida se redujera en un 50 % en el año posterior a la introducción de una terapia eficaz. Además, si el VIH no causó el sida, ¿cómo podemos ahora esperar que la expectativa de vida con ART sea tan larga para una persona saludable con VIH como para una persona de edad similar que es VIH negativo?

Los pocos supuestos "científicos" que se aferran a sus desacreditadas hipótesis han olvidado uno de los principios fundamentales de la ciencia: Debe ser capaz de admitir que puede estar *equivocado*. Sus seguidores cada vez más escasos (la mayoría ha muerto prematuramente o ha vuelto en sí y ha comenzado la terapia antes de que

---

Postulados de Koch

Los cuatro criterios necesarios para probar que un microbio u organismo es la causa de una enfermedad. Los postulados son: (1) el organismo debe encontrarse en todos los animales que padecen la enfermedad, pero no debe encontrarse en animales sanos; (2) el organismo debe aislarse de un animal enfermo y crecer en cultivo puro; (3) el organismo cultivado debe causar enfermedad cuando se introduce en un animal sano; y (4) el organismo debe volver a aislarse del animal experimentalmente infectado.

fuera demasiado tarde) ahora tratan el "negacionismo del VIH" más como un culto religioso que como una hipótesis científica. Estas personas serían divertidas si no fuera por su influencia, en muchos sentidos el equivalente de los activistas antivacunas cuyas creencias son realmente dañinas para la salud individual y pública por igual.

Los negacionistas del VIH influyeron en las políticas del gobierno sudafricano durante muchos años. La trágica ironía es que este país ha tenido la peor epidemia de VIH del mundo durante muchos años. Estas políticas dieron como resultado años de muertes prevenibles y nuevas infecciones, y han influido en personas crédulas para que rechacen un tratamiento eficaz para una enfermedad mortal. Afortunadamente, la ART ahora está ampliamente disponible en Sudáfrica, donde hay más personas en tratamiento contra el VIH que cualquier otro país.

98. ¿No es cierto que las compañías farmacéuticas retienen la cura para ganar dinero?

Este es un punto de vista popular entre los teóricos de la conspiración, en particular aquellos que desprecian a las compañías farmacéuticas. Un poco de pensamiento racional debería acabar con este mito:

1. No es una sorpresa que aún no hayamos curado el VIH. La dificultad de encontrar una cura se analiza en la Pregunta 42.
2. Las personas que desarrollan terapias en las compañías farmacéuticas son científicos. Están motivados por las cosas que motivan a los científicos en cualquier parte: publicación en revistas prestigiosas, el respeto de sus colegas, premios

Nobel, entrevistas en televisión, obtener fondos para hacer más investigación y el conocimiento de que su trabajo ha marcado una diferencia para la humanidad. Ningún científico que descubra la cura del sida se va a quedar callado al respecto.

3. Las compañías farmacéuticas son competitivas. Si están en algo grande, sus competidores no pueden quedarse atrás. Ninguna empresa se esfuerza por ser la *segunda* empresa con LA CURA. Si una empresa tuviera una cura, habría oído hablar de ella. Mire el ejemplo de la hepatitis C: los científicos y las compañías farmacéuticas compitieron durante años para encontrar una cura libre de interferón para la hepatitis C, y finalmente lo lograron en 2014.

4. Una cura para el sida será muy rentable. Claro, también hay ganancias en la terapia de por vida, pero se comparte entre diversas compañías farmacéuticas competidoras y no dura para siempre. Los medicamentos pierden la patente y son reemplazados por genéricos; caen en desuso cuando son reemplazados por nuevos y mejores agentes. Nuevamente, el ejemplo de la hepatitis C es pertinente: las empresas que tuvieron DAA exitosos que reemplazaron al interferón ganaron una enorme cantidad de dinero. ¡Una cura para el VIH también sería muy rentable!

5. La *mayoría* de las teorías de la conspiración están equivocadas.

99. ¿Cómo sabemos que el VIH no se creó en un laboratorio?

Esta popular teoría de la conspiración da *demasiado* crédito a la ciencia de generaciones pasadas. El VIH infectó por primera vez a los humanos en la primera mitad del siglo XX. Tenemos pruebas de infección humana que se remontan a la década de 1950 y probablemente se convirtió en una enfermedad humana varias décadas antes. La idea de que los científicos puedan crear un virus tan complejo hoy en día es bastante descabellada, pero pensar que podría haber sido inventado hace 80 años es absurdo.

Pocos de los que creen en esta teoría piensan que fue solo un experimento científico inocente que salió mal. En cambio, piensan que fue parte de un complot bien orquestado para librar al país, o al mundo, de sus "elementos indeseables": hombres homosexuales, consumidores de drogas inyectables o minorías... elija su opción. Sin embargo, en la década de 1930 estábamos preocupados por la pobreza; en la década de 1940, fueron los alemanes y los japoneses; y en las décadas de 1950 y 1960, fueron los comunistas. Nadie tenía el tiempo o los recursos para pensar en eliminar a los hombres homosexuales y las personas que consumen drogas, que apenas estaban en las pantallas de radar de *otros* hombres homosexuales y personas que consumían drogas.

El hecho de que la epidemia del VIH no se haya originado en el mundo desarrollado, donde, como sabemos, viven todos los científicos malvados, tampoco encaja bien con esta teoría.

Debido a que la epidemia comenzó en África, tendría que proponer que alguien estaba tratando de acabar con todos los africanos, una estrategia que no habría sido apreciada por las potencias coloniales que dependían de ellos para obtener trabajo e ingresos.

Finalmente, es inconcebible que el inventor de tal virus pudiera haber planeado una epidemia dirigida a grupos específicos de personas. Su difusión entre hombres homosexuales, personas con drogadicción y minorías fue accidental y, por supuesto, no se quedó confinada a esos grupos. A lo largo de la historia, ha habido ejemplos infames de abuso de la raza humana por parte de la ciencia y la medicina, pero la creación deliberada de la epidemia del VIH *no* es uno de ellos.

100. ¿Cuál es el estado de la epidemia mundial?

Si está leyendo este libro, probablemente vive en un lugar donde el tratamiento está disponible y es asequible. La epidemia mundial es más desafiante. Más de 35 millones de personas han muerto de sida y más de 36 millones viven ahora con el VIH; la mayoría de ellos en países de recursos limitados, especialmente en el África subsahariana. A principios de la década de 2000, acabó con las ganancias económicas y sanitarias obtenidas con tanto esfuerzo en muchos países en desarrollo, lo que redujo drásticamente la esperanza de vida y creó millones de huérfanos, cuyo pronóstico es sombrío independientemente de su estado de VIH.

Las noticias no han sido *del todo* malas. Aproximadamente en el año 2000, el mundo desarrollado finalmente reconoció que no podía seguir ignorando la devastación en las partes más pobres del mundo, y el dinero comenzó a fluir desde los sectores gubernamentales, privados y filantrópicos para proporcionar tratamientos vitales para las personas en todo el mundo, o al menos en aquellos países donde había voluntad política para hacer frente

A lo largo de la historia, ha habido ejemplos infames de abuso de la raza humana por parte de la ciencia y la medicina, pero la creación deliberada de la epidemia del VIH no es uno de ellos.

a la epidemia del sida. Los medicamentos genéricos hicieron que el tratamiento fuera más asequible.

La crisis financiera mundial amenazó el progreso que se había logrado, y aunque la economía ahora ha mejorado en los Estados Unidos, el compromiso de nuestro país y los demás países ricos del mundo depende mucho de los caprichos de los políticos. Las pruebas de resistencia y carga viral suelen ser demasiado costosas y hay menos medicamentos disponibles, por lo que las opciones son limitadas si falla el primer tratamiento. No obstante, el tratamiento del VIH en el mundo en desarrollo ha salvado innumerables vidas y las nuevas infecciones están disminuyendo en casi todas partes.

El hecho de que le hayamos dado un giro a la epidemia del VIH en muchas regiones que anteriormente no tenían tratamiento significa que podemos terminar este libro con una nota de esperanza. Sabemos cómo prevenir, diagnosticar y tratar el VIH, incluso sin una vacuna contra el VIH disponible o una cura. Si suficientes personas con VIH tienen acceso a la ART y la toman indefinidamente, los nuevos diagnósticos seguirán disminuyendo y esta epidemia mundial terminará. Como alguien que fue testigo de los terribles días en que el VIH causó innumerables y desgarradoras muertes prematuras, puedo afirmar enfáticamente que ese día no puede llegar lo suficientemente pronto.

Pero hasta entonces, y hasta que tengamos una cura, siga cuidándose porque tiene una larga vida por delante.

Apéndice

Recursos adicionales

- Considere este libro solo como un punto de partida para aprender sobre el VIH. Hay numerosos recursos excelentes disponibles en línea, y he enumerado muchos de mis favoritos a continuación. Tenga en cuenta que también hay una gran cantidad de información errónea, y le he hecho el favor de no incluir estos sitios. Si quiere saber más de mí, sobre una amplia variedad de temas, he estado escribiendo un blog para *NEJM Journal Watch* desde 2009 llamado "HIV and ID Observations" (Observaciones de VIH y enfermedades infecciosas) (blogs.jwatch.org/hiv-id-observations). Incluye discusiones adicionales de muchos de los temas relacionados con el VIH que hemos revisado aquí, además de un montón de otras cosas (temas sobre enfermedades infecciosas en general, problemas médicos diversos y fotografías de mi perro Louie). Si eso no es suficiente, aquí hay algunos sitios más para que esté ocupado:
- *American Academy of HIV Medicine (Academia Estadounidense de Medicina del VIH).* Puede encontrar información sobre proveedores de VIH en su área: www.aahivm.org. Tenga en cuenta que la lista no está completa.
- *AmfAR (American Foundation for AIDS Research [Fundación estadounidense para la investigación del sida]).* Proporciona información sobre el VIH, incluidos los avances de la investigación: www.amfar.org.
- *AVERT.* Información, noticias e historias nacionales e internacionales sobre el VIH: www.avert.org.
- *BETA (Bulletin of Experimental Treatments for AIDS [Boletín de tratamientos experimentales para el sida]).* Boletín publicado por la Fundación contra el sida de San Francisco que cubre los nuevos avances en la terapia del VIH: www.sfaf.org/hiv-info/hot-topics/beta/.
- *The Body.* Un sitio orientado al paciente que proporciona información actualizada, cobertura de nuevos hallazgos científicos y respuestas a las preguntas de los usuarios: www.thebody.com.
- *Centro Nacional de los CDC para la prevención del VIH-sida, la hepatitis viral, las ETS y la tuberculosis.* Sitio web de los CDC con información básica sobre el VIH y datos sobre la epidemia en los EE. UU.: www.cdc.gov/nchhstp/.
- *clinicalinfo.hiv.gov.* Un sitio del Departamento de Salud y Servicios Humanos (Department of Health and Human Services, HHS) de

los EE. UU., donde puede encontrar las últimas pautas, información sobre medicamentos y noticias sobre ensayos clínicos: clinicalinfo.hiv.gov.
- *ClinicalTrials.gov*. Una fuente de información actualizada sobre estudios de investigación clínica con apoyo federal y privado, incluidos ensayos de tratamientos contra el VIH: www.clinicaltrials.gov.
- *GMHC (Gay Men's Health Crisis)*. Un sitio web orientado al paciente, con sede en Nueva York, que brinda información y noticias básicas sobre el VIH: www.gmhc.org.
- *HIV.gov*. Información básica sobre el VIH y la estrategia y los programas del gobierno de los EE. UU.: http://aids.gov/.
- *HIV InSite*. Información sobre el VIH de la Universidad de California, San Francisco: http://hivinsite.ucsf.edu/.
- *HIV Drug Interactions*. Un sitio mantenido por expertos farmacéuticos de la Universidad de Liverpool que brinda información precisa sobre qué medicamentos se pueden tomar de manera segura con la terapia antirretroviral (Antiretroviral therapy, ART): www.hiv-druginteractions.org.
- *HIV Medicine Association (Asociación de Medicina del VIH)*. Parte de la Infectious Diseases Society of America (Sociedad de Enfermedades Infecciosas de los Estados Unidos), tiene otro directorio de proveedores de VIH que complementa la AAHIVM: www.hivma.org/hiv-provider-directory.
- *National AIDS Treatment Advocacy Project (NATAP)*. Fuente de información continuamente actualizada sobre nuevos datos científicos acerca del VIH y la hepatitis, incluidos los estudios presentados en conferencias científicas: www.natap.org.
- *New York State Department of Health AIDS Institute (Instituto del sida del Departamento de Salud del estado de Nueva York)*. Proporciona información general sobre el VIH-sida: www.health.state.ny.us/diseases/aids/.
- *Positively Aware*. Una revista para personas con VIH positivo que incluye actualizaciones sobre el desarrollo de medicamentos y desarrollos científicos: http://positivelyaware.com/.
- *POZ*. Una revista en línea e impresa para personas con VIH: www.poz.com.
- *TPAN*. Una revista para personas con VIH positivo que incluye actualizaciones sobre el desarrollo de medicamentos y desarrollos científicos: www.tpan.com.

Glosario

A

Abscesos: Acumulación de pus (organismos infecciosos y glóbulos blancos) en la piel ("forúnculos") u otras partes del cuerpo.

VIH agudo (o primario): La etapa de la infección por VIH que ocurre poco después de la infección. En esta etapa, la carga viral es muy alta. A menudo, las personas tienen síntomas durante esta etapa.

Síndrome retroviral agudo (ARS): Conjunto de síntomas, como fiebre, sarpullido, dolor de garganta e inflamación de los ganglios linfáticos, que experimentan muchas personas durante la infección aguda, poco después de adquirir el VIH.

Aciclovir: Medicamento que se usa para tratar el herpes simple y el virus de la varicela zóster.

Adherencia (o cumplimiento): El término utilizado para referirse al comportamiento de un paciente con respecto al seguimiento de las recomendaciones del tratamiento, incluida la toma de medicamentos, el cumplimiento de las citas médicas, etc.

Glándula suprarrenal: Una glándula en el abdomen que produce cortisol, una hormona esteroide que es esencial para muchas funciones corporales, incluida la respuesta al estrés.

Insuficiencia suprarrenal: Una deficiencia en la cantidad de cortisol producido por la glándula suprarrenal.

Directivas anticipadas: Documentos legales que le permiten tomar decisiones sobre la atención al final de la vida con anticipación (consulte Testamento en vida y Poder notarial duradero para la atención médica).

Enfermedad avanzada del VIH: La etapa más avanzada del VIH, generalmente en personas con recuentos de CD4 por debajo de 50.

Sida: Síndrome de inmunodeficiencia adquirida, una etapa más avanzada del VIH definida por tener un recuento de CD4 inferior a 200 o una de las afecciones indicadoras de sida.

Definición de caso de sida: Los criterios utilizados por los CDC para clasificar a una persona con sida.

Programa de asistencia de medicamentos para el sida (ADAP): Un programa financiado por el gobierno federal que proporciona medicamentos antirretrovirales y otros medicamentos relacionados con el VIH a quienes no tienen otra forma de pagarlos. Los programas son administrados por los estados y la cobertura varía de un estado a otro.

Afección indicadora de sida (o afección definitoria de sida): Una afección de toda una lista, incluidas las infecciones oportunistas y los tumores malignos, que utiliza el CDC para determinar quién tiene sida.

Complejo relacionado con el sida (ARC): Un término antiguo, que ya no se usa más, para la etapa de la enfermedad del VIH en la que las personas tienen síntomas, pero aún no han desarrollado el sida. Ahora conocido como "VIH sintomático".

Organización de servicios para el sida (ASO): Una organización que brinda servicios a personas con VIH.

Alfafetoproteína (AFP): Un análisis de sangre que se usa para buscar cáncer de hígado.

Medicina alternativa: El uso de un tratamiento médico no estándar en lugar de una terapia estándar.

Anfotericina B: Medicamento intravenoso que se usa para tratar infecciones fúngicas graves.

Cáncer anal: Cáncer de ano causado por el HPV.

Displasia anal: Células anormales en el ano causadas por el HPV. Si no se trata, puede progresar a cáncer anal.

Papanicolaou anal: Una prueba de diagnóstico para detectar displasia anal. También llamada "citología anal".

Anemia: Una deficiencia de glóbulos rojos, generalmente diagnosticada por un nivel bajo de hemoglobina o hematocrito en un hemograma completo.

Queilitis angular: Grietas en las comisuras de los labios, a veces causadas por la *cándida*.

Anticuerpo: Proteínas utilizadas por el sistema inmunitario para combatir infecciones.

Prueba de anticuerpos anti-CMV IgG: Un análisis de sangre que se usa para buscar una infección por CMV.

Antidepresivos: Fármacos utilizados para tratar la depresión.

Antígeno: Proteínas de organismos, como bacterias o virus, que estimulan una respuesta inmunitaria.

Antígeno: Proteínas de organismos, como bacterias o virus, que estimulan una respuesta inmunitaria.

Terapia antirretroviral (ART): Terapia farmacológica que detiene la replicación del VIH y mejora la función del sistema inmunitario.

Úlceras aftosas: Úlceras dolorosas en la boca (estomatitis aftosa) o en el esófago (esofagitis aftosa), que pueden ocurrir en personas con VIH. Las personas que no pertenecen al entorno médico las llaman "aftas bucales". Se desconoce la causa.

Meningitis aséptica: Meningitis que no es causada por una bacteria que pueda crecer en cultivo. Puede ser causada por virus (incluido el VIH durante la fase aguda) o por fármacos.

Aspergillus: Un hongo que causa aspergilosis, una infección potencialmente grave que afecta a los pulmones y que puede ocurrir en personas con la enfermedad muy avanzada del VIH.

VIH asintomático: Una etapa temprana del VIH en la que las personas infectadas tienen una prueba positiva pero no presentan síntomas.

Atovacuona (Mepron): Medicamento que se usa para tratar o prevenir la PCP.

Unión: La primera etapa de entrada, en la que el virus se une al receptor CD4. Los inhibidores de unión bloquearían este paso, aunque ninguno está aprobado actualmente.

Necrosis avascular: Daño articular doloroso causado por la osteonecrosis, que suele afectar a las caderas y a veces también a los hombros.

B

Angiomatosis bacilar: Una enfermedad bacteriana de la piel causada por la *Bartonella*, que provoca lesiones elevadas de color púrpura en la piel; a veces, se confunde con el sarcoma de Kaposi.

Vaginosis bacteriana: Una infección bacteriana de la vagina que causa flujo vaginal.

Bartonella: Una bacteria que puede causar enfermedades de la piel (angiomatosis bacilar) o enfermedades del hígado (peliosis hepática) en personas con VIH.

Parálisis de Bell: Una parálisis de un lado de la cara que puede ser causada por una variedad de infecciones, incluido el VIH agudo.

Benzodiazepina: Una clase de medicamentos utilizados para tratar la ansiedad y el insomnio. El diazepam (Valium) y el alprazolam (Xanax) son ejemplos bien conocidos. Los medicamentos pueden crear hábito y pueden interactuar con algunos medicamentos antirretrovirales.

Bilirrubina: Un pigmento producido en el hígado. Cuando los niveles de bilirrubina aumentan demasiado, la piel y los ojos pueden volverse amarillos ("ictericia"). La bilirrubina elevada puede ser causada por hepatitis o por dos medicamentos antirretrovirales: indinavir (Crixivan) o atazanavir (Reyataz).

Biopsia: Procedimiento en el que se extrae una parte de tejido, ya sea con una aguja a través de la piel, a través de un endoscopio colocado en los pulmones o el tracto gastrointestinal, o mediante un procedimiento quirúrgico. Luego, la muestra se examina bajo un microscopio o se envía para cultivo para hacer un diagnóstico.

Marca: Una sola carga viral detectable con cargas virales indetectables antes y después de esta. Normalmente están por debajo de 200.

Inhibidores de la proteasa potenciados: Estos combinan un inhibidor de la proteasa (PI) con cobicistat o con una dosis baja de ritonavir (Norvir), otro PI que se usa solo para aumentar los niveles de medicamento y prolongar la vida media de otros PI.

Bronquitis: Una infección de los bronquios (vías respiratorias), generalmente causada por una infección viral y que, a menudo ocurre, después de un resfriado común.

Broncoscopia: Un procedimiento de diagnóstico en el que se inserta un tubo flexible en los pulmones a través de la boca (bajo sedación) para que se puedan tomar muestras o biopsias.

Broncoespasmo (o vías respiratorias reactivas): La tendencia de los bronquios (vías respiratorias en los pulmones) a contraerse (estrecharse), que causa dificultad para respirar o tos. Esto puede ser crónico (en pacientes con asma, por ejemplo) o temporal, después de una infección de las vías respiratorias superiores.

Linfoma de Burkitt: Un tipo de linfoma que se observa con más frecuencia en personas con VIH, pero que el linfoma no Hodgkin (NHL).

C

Cándida: Un hongo (levadura) que puede causar candidiasis bucal, esofagitis y vaginitis en personas con VIH.

Candidiasis: Una infección causada por la *cándida*, una levadura común.

Administrador de casos: Una persona que ayuda a coordinar su atención médica, brinda referencias para los servicios necesarios y determina si califica para algún programa de asistencia o derechos.

Antagonista de CCR5: Un medicamento que bloquea el CCR5.

Célula CD4 (o linfocito CD4 o célula T auxiliar): Un tipo de linfocito (un tipo de glóbulo blanco) que puede ser infectado por el VIH. Las células CD4 combaten ciertas infecciones y cánceres. La cantidad de células CD4 (recuento de CD4) disminuye con el VIH no tratado, lo que provoca el debilitamiento del sistema inmunitario, también llamado inmunosupresión.

Recuento de CD4 (o recuento de células CD4): Análisis que mide la cantidad de células CD4 en la sangre (expresado como cantidad de células por milímetro cúbico). A veces se lo conoce como "recuento de células T auxiliares"; ambos términos significan lo mismo. El recuento de CD4 es la medida más importante de la fortaleza de su sistema inmunitario, con números más altos que muestren un sistema inmunitario más fuerte y saludable. Un recuento normal es aproximadamente más de 600; la mayoría de las personas no tienen complicaciones por el VIH hasta que las CD4 son menos de 200. El recuento de células CD4 también le indica qué tan urgente es para usted comenzar el tratamiento. Aunque todos se benefician de la terapia, independientemente del recuento de células CD4, comenzar el tratamiento para prevenir las complicaciones relacionadas con el VIH debe ser su máxima prioridad si su recuento es muy bajo (menos de 200).

Porcentaje de CD4: El porcentaje de sus linfocitos que son células CD4.

Receptor CD4: Una proteína en la superficie de la célula CD4 a la que se une el virus antes de ingresar a la célula.

Células CD8 (linfocitos CD8 o células T supresoras): Células "supresoras" que completan la respuesta inmunitaria. También pueden ser células "asesinas" que matan células cancerosas y otras células que están infectadas por un virus.

Centros para el Control y la Prevención de Enfermedades (CDC): Una rama del gobierno federal, dentro del Departamento de Salud y Servicios Humanos (Health and Human Services, HHS) de los Estados Unidos, que se encarga de rastrear, prevenir y controlar los problemas de salud en los Estados Unidos, incluidas las enfermedades infecciosas como el VIH.

Cáncer de cuello uterino: Cáncer del cuello uterino (la boca del útero) causado por el HPV.

Displasia cervical: Células anormales del cuello uterino, la boca del útero, causadas por el virus del papiloma humano (human papillomavirus, HPV). Si no se trata, puede progresar a cáncer de cuello uterino.

Clamidia: Una infección de transmisión sexual causada por *Chlamydia trachomatis*.

Colesterol: Sustancia que se encuentra en los tejidos del cuerpo y en la sangre. El colesterol se ingiere (en carne o productos animales) y también lo fabrica el cuerpo. Los niveles de colesterol se miden mediante análisis de sangre.

Cirrosis: Una forma de daño hepático permanente con muchas causas posibles, más comúnmente alcoholismo o hepatitis crónica.

Claritromicina, azitromicina: Antibióticos que se pueden usar para tratar o prevenir MAC, así como algunas infecciones pulmonares bacterianas.

Ensayo clínico: Un estudio en el que se prueba un tratamiento para una afección médica en voluntarios humanos para determinar la seguridad o la eficacia del tratamiento.

Pastillas de clotrimazol: Pastillas antimicóticas utilizadas para tratar la candidiasis.

Coccidioidomicosis ("fiebre del valle"): Una enfermedad causada por *Coccidioides immitis*, un hongo que se encuentra principalmente en los desiertos y valles del suroeste de los Estados Unidos y el norte de México. Puede causar enfermedad pulmonar, meningitis e infección de otros órganos.

Cóctel: Un término antiguo para un tratamiento antirretroviral (una combinación de medicamentos antirretrovirales). ¡Dejemos de usar este término!

Coinfección: La combinación de dos infecciones, como el VIH más el virus de la hepatitis B o el virus de la hepatitis C.

Colitis: Infección o inflamación del colon (intestino grueso).

Colonización: La presencia en el cuerpo de microorganismos (virus, bacterias, etc.) que no están causando síntomas ni enfermedad.

Colonoscopia: Procedimiento médico en el que se inserta un endoscopio flexible en el recto y el colon a través del ano, mientras el paciente está sedado, para buscar anomalías y tomar biopsias.

Colposcopia: Procedimiento que se usa para examinar más de cerca el cuello uterino en busca de displasia debido a una infección por HPV en mujeres que han tenido resultados anormales en la prueba de Papanicolaou.

Terapia antirretroviral combinada (cART): Otro término para la ART, que a veces todavía se usa en trabajos de investigación.

Terapia combinada: El uso de más de un medicamento antirretroviral para suprimir el VIH.

Medicina complementaria y alternativa (CAM): Productos o tratamientos médicos que no son el estándar de atención (consulte medicina alternativa y medicina complementaria).

Medicina complementaria: El uso de un tratamiento médico no estándar además de la terapia estándar.

Hemograma completo (CBC): Un análisis de sangre estándar que mide el recuento de glóbulos rojos y blancos, hematocritos, la hemoglobina y el recuento de plaquetas.

Panel completo de análisis: Un análisis de sangre estándar que mide la función renal, busca evidencia de enfermedad hepática, evalúa el estado nutricional y busca anormalidades de electrolitos (sodio, potasio).

Correceptores (o quimiocinas): Proteínas en la superficie de la célula CD4 y otras células a las que se une el virus después de unirse al receptor CD4, pero antes de ingresar a la célula. Hay dos correceptores: CCR5 y CXCR4.

Cortisol: La hormona esteroide producida por la glándula suprarrenal esencial para muchas funciones corporales, incluida la respuesta al estrés.

COVID-19: Una infección con síndrome respiratorio agudo grave por coronavirus 2 o SARS-CoV-2. Los síntomas de COVID-19 son variables, pero, a menudo, incluyen fiebre, tos, dolor de cabeza, fatiga, dificultad para respirar, pérdida del olfato y pérdida del gusto.

CPR: Reanimación cardiopulmonar. Procedimientos utilizados para tratar de revivir a alguien cuyo corazón se ha detenido o que ha dejado de respirar.

Resistencia cruzada: Resistencia a un fármaco que provoca resistencia a otros medicamentos, generalmente de la misma clase.

Antígeno criptocócico: Análisis realizado en sangre o líquido cefalorraquídeo que se utiliza para diagnosticar la meningitis criptocócica.

Meningitis criptocócica: Meningitis (infección del líquido cefalorraquídeo y el revestimiento de la médula espinal) causada por la Cryptococcus.

Criptosporidiosis: Diarrea causada por *Cryptosporidium*, un parásito que se puede encontrar en el agua contaminada o transmitirse de persona a persona.

Criptosporidio: El parásito que causa la criptosporidiosis, que puede causar diarrea crónica en personas inmunodeprimidas. El organismo puede encontrarse en agua contaminada o transmitirse de una persona a otra.

Síndrome de Cushing: Niveles excesivos de cortisol, ya sea debido a la sobreproducción de las glándulas suprarrenales o al uso de medicamentos con esteroides.

Cystoisospora belli: El parásito que causa la cistoisosporiasis, una enfermedad intestinal que causa diarrea crónica en personas con recuentos bajos de CD4. Poco común en los Estados Unidos y otros países desarrollados.

Citomegalovirus (CMV): Un virus que puede infectar los ojos, el tracto gastrointestinal, el hígado y el sistema nervioso en personas con VIH avanzado. La causa más común de retinitis (infección de la parte posterior del ojo).

D

Dapsona: Medicamento que se usa para tratar o prevenir la PCP y para prevenir la toxoplasmosis.

Mutación delta 32: Una afección genética que provoca la ausencia del correceptor CCR5 en la célula CD4. Las personas que son heterocigóticas para esta eliminación (la mutación está presente en solo una copia del gen) pueden contraer el VIH, pero progresan más lentamente. Aquellos que son homocigóticos (la mutación está presente en ambas copias del gen) no pueden adquirir el VIH por un virus R5, la forma más común del VIH que circula.

Desintoxicación: La eliminación de sustancias tóxicas del cuerpo. Una función importante del hígado y los riñones.

Diabetes: Un trastorno que resulta en cantidades elevadas de glucosa (azúcar) en la sangre y la orina.

Análisis de diferenciación: Una prueba de confirmación de anticuerpos que detecta si el anticuerpo del VIH está presente y si el anticuerpo es para el VIH-1 o el VIH-2.

Antiviral de acción directa (o DAA): Un tratamiento contra la hepatitis C que actúa directamente contra el virus, para distinguirlo del interferón, que necesita que su sistema inmunitario funcione. Los DAA combinados pueden curar la hepatitis C.

Terapia de observación directa (DOT): Un programa en el que un profesional de atención médica le administra directamente el tratamiento a un paciente, en su hogar o en una clínica, para garantizar que lo tome. Más común con el tratamiento de la tuberculosis, pero a veces se usa para la terapia del VIH.

Divulgación: El proceso de revelar su estado de VIH a otros.

Clases de medicamentos: Categorías o grupos de medicamentos contra el VIH que se clasifican por cómo funcionan y la etapa del ciclo de vida viral a la que está dirigido.

Vacaciones de medicamentos: Un término antiguo para una interrupción en la terapia; por lo general, se usa cuando la decisión la tomó el paciente.

Poder notarial duradero para la atención médica: Un documento legal que le permite autorizar a otra persona a tomar decisiones médicas en su nombre si pierde la capacidad de tomar decisiones por sí mismo.

Disfagia: Dificultad para tragar.

Displasia: Desarrollo o crecimiento anormal de tejidos, órganos o células.

E

Controladores de élite (o controladores no virémicos): Personas infectadas por el VIH con recuentos de CD4 altos y cargas virales indetectables sin tratamiento.

Encefalitis: Una infección del cerebro.

Endoscopia: Procedimiento médico en el que se inserta un tubo flexible en el esófago y el estómago a través de la boca, mientras el paciente está sedado, para tomar muestras o biopsias o para tratar una variedad de afecciones.

Enteritis: Infección o inflamación del intestino delgado.

Entrada: El proceso por el cual el VIH ingresa a las células humanas.

Inhibidores de entrada: Medicamentos que bloquean la entrada del virus en la célula CD4.

Envoltura: La superficie exterior del virus del VIH.

Enzimoinmunoanálisis (ELISA o EIA): Una prueba que detecta y mide los anticuerpos en la sangre.

Enzimas: Proteínas que realizan una función biológica. Los ejemplos de enzimas transportadas por el VIH incluyen la transcriptasa inversa, la integrasa y la proteasa. Cada una juega un papel para permitir que el virus se reproduzca, y cada una es un objetivo para la terapia antirretroviral.

Epidemia: La aparición de nuevos casos de enfermedad (especialmente una enfermedad infecciosa) en una población humana a un ritmo más alto de lo esperado.

Virus de Epstein-Barr (VEB): Un herpesvirus que causa mononucleosis infecciosa ("mono"), leucoplasia vellosa oral y algunos linfomas.

Candidiasis eritematosa: Infección de la boca causada por la *cándida* en la que el techo de la boca (paladar) se enrojece y a veces duele.

Esofagitis: Infección o inflamación del esófago.

Esófago: El tubo que conecta la boca y la garganta con el estómago.

Etambutol: Medicamento que se usa para tratar MAC y TB en combinación con otros medicamentos.

F

Falla: Pérdida de actividad de ART. Incluye falla virológica (carga viral detectable repetidamente) > 200 con la terapia), falla inmunológica (disminución del recuento de CD4 con la terapia) y falla clínica (empeoramiento de los síntomas con la terapia).

Famciclovir: Medicamento que se usa para tratar el herpes simple y el virus de la varicela zóster.

Ley de Licencia Médica Familiar (FMLA): Una ley federal que permite a las personas ausentarse del trabajo sin temer que las despidan o pierdan beneficios para tratar sus propios problemas médicos graves o crónicos o los de sus familiares. Las personas que necesiten esta protección deben presentar los documentos con anticipación a sus empleadores.

Glucosa en ayunas: Mide los niveles de glucosa en sangre después de pasar horas sin comer.

Acumulación de grasa (o lipohipertrofia): Un componente del "síndrome de lipodistrofia" en el que la grasa se acumula en partes anormales del cuerpo, como dentro del abdomen, alrededor del cuello, en los senos o en la parte superior de la espalda en la base del cuello ("joroba de búfalo").

Fluconazol: Medicamento que se usa para tratar infecciones fúngicas.

Flucitosina (5-FC): Medicamento que se usa para tratar infecciones fúngicas, generalmente, en combinación con anfotericina.

Foliculitis: Infección de los folículos pilosos y la piel que los rodea.

Pruebas de VIH de cuarta generación: Pruebas de VIH que detectan el antígeno y el anticuerpo, lo que les permite detectar el VIH poco después de la infección en comparación con las pruebas únicamente de anticuerpos anteriores.

Prueba de detección de cuarta generación: La prueba inicial que se realiza para diagnosticar el VIH, detecta los anticuerpos y el antígeno del VIH. Las pruebas positivas deben confirmarse con un análisis de diferenciación.

Fusión: La etapa final de entrada en la que la envoltura del virus se fusiona (se combina) con la membrana de la célula, lo que permite la entrada del virus a las células. Un inhibidor de fusión bloquea este proceso.

G

Gastritis: Infección o inflamación del estómago.

Gastrointestinal: Relativo al tubo digestivo: esófago, estómago, intestino delgado, colon y recto.

Genotipo: La composición genética de un virus. Se utiliza para describir tipos de hepatitis C relacionados, pero genéticamente diferentes. Se puede comprobar con un simple análisis de sangre.

Prueba de genotipo: En el VIH, un tipo de prueba de resistencia que busca mutaciones de resistencia específicas conocidas por causar resistencia a los medicamentos antirretrovirales. Esta es la prueba más solicitada.

Gonorrea: Una infección de transmisión sexual causada por la bacteria *Neisseria gonorrhoeae*.

gp120: La parte de la envoltura (superficie exterior) del VIH que se une a los receptores en la superficie de la célula CD4, lo que permite la entrada a la célula.

Síndrome de Guillain-Barré: Parálisis muscular progresiva que comienza en las piernas y se desplaza hacia arriba, a veces se observa durante el VIH agudo.

H

Media vida: La cantidad de tiempo que tarda la concentración sanguínea de un fármaco en disminuir en un 50 % después de la última dosis. Los medicamentos con vidas medias más largas permanecen en la sangre por más tiempo y se pueden tomar con menos frecuencia.

Anticuerpo de HAV: Un análisis de sangre para la hepatitis A.

HBsAb: Abreviatura de anticuerpo de superficie de hepatitis B, un análisis de sangre que determina la inmunidad a la hepatitis B. Un resultado positivo significa que es inmune al virus de la hepatitis B, ya sea por una infección previa o por una vacunación.

HBsAg: Abreviatura de antígeno de superficie de hepatitis B. La mayoría de las veces, un resultado positivo significa que hay una infección por hepatitis B (crónica) activa.

ADN del HBV: La "carga viral" de la hepatitis B, utilizada para hacer el diagnóstico en algunas personas con anticuerpos contra el VHB negativos y para monitorear la respuesta a la terapia contra la hepatitis B.

ARN del HCV: La "carga viral" de la hepatitis C, utilizada para confirmar el diagnóstico en personas con anticuerpos contra el HCV positivos, para hacer el diagnóstico en algunas personas con anticuerpos negativos y para monitorear la respuesta a la terapia contra la hepatitis C.

Hematocrito: Una medida de la cantidad de glóbulos rojos en la sangre. (Consulte hemograma completo y anemia).

Hemoglobina: El componente transportador de oxígeno de los glóbulos rojos. Además, se usa como una medida de la cantidad de glóbulos rojos en la sangre. (Consulte hemograma completo y anemia).

Esteatosis hepática ("hígado graso"): Una acumulación de grasa en el hígado que puede ser causada por una variedad de afecciones médicas. Cuando es causada por agentes antirretrovirales, a menudo, está acompañada por la acidosis láctica.

Hepatitis: Inflamación o infección del hígado.

Hepatitis A: Una infección viral del hígado causada por el virus de la hepatitis A (HAV).

Hepatitis B: Una infección viral aguda o crónica del hígado causada por el virus de la hepatitis B (HBV).

Vacuna contra la hepatitis A: Vacuna que se usa para prevenir la hepatitis A y que actúa estimulando al cuerpo a producir anticuerpos.

Vacuna contra la hepatitis B: Vacuna que se usa para prevenir la hepatitis B.

Hepatitis C: Una infección viral aguda o crónica del hígado causada por el virus de la hepatitis C (HCV).

Carcinoma hepatocelular (o hepatoma, o cáncer de hígado): Cáncer de hígado que puede ser causado por alcoholismo o hepatitis crónica.

Virus del herpes simple (HSV): Un virus que causa ampollas y úlceras dolorosas en los labios, los genitales, cerca del ano o en otras partes de la piel.

Herpesvirus: Una familia de virus que pueden causar una infección aguda pero que también permanecen latentes en el cuerpo y recurren. Los ejemplos de herpesvirus incluyen el virus del herpes simple (HSV-1 y HSV-2), el virus de la varicela-zóster (VZV), el citomegalovirus (CMV), el virus de Epstein-Barr (Epstein-Barr virus, EBV) y el herpesvirus humano-8 (human herpesvirus-8, HHV-8).

Terapia antirretroviral de gran actividad (HAART): Terapia antirretroviral destinada a suprimir la carga viral a niveles indetectables; usa una combinación de varios medicamentos para prevenir la resistencia. Debido a que todo el tratamiento del VIH ha sido una terapia combinada durante casi tres décadas, ahora solo nos referimos a ella como terapia antirretroviral (ART).

Anoscopia de alta resolución (HRA): Procedimiento que se usa para examinar más de cerca el revestimiento del ano en busca de displasia, debido a una infección por HPV, en personas que han tenido pruebas de Papanicolaou anales anormales.

Histoplasmosis: Una enfermedad causada por *Histoplasma capsulatum*, un hongo que se encuentra principalmente en los valles de los ríos Ohio y Mississippi, que causa una infección pulmonar en personas con sistemas inmunitarios normales e infección de los pulmones y otros órganos en personas con recuentos bajos de CD4.

VIH: Virus de la inmunodeficiencia humana, el virus que causa la infección por VIH y el sida.

Enfermedad del VIH: El nombre de la enfermedad causada por el VIH. El sida es una etapa tardía o más avanzada del VIH.

VIH-1: La forma más común de VIH en todo el mundo.

HLA B*5701: Un análisis de sangre que se usa para predecir la probabilidad de la reacción de hipersensibilidad a abacavir (HSR), que es una reacción alérgica grave. Si la prueba es positiva, no debe tomar abacavir. Si es negativo, es muy poco probable que desarrolle HSR.

Enfermedad de Hodgkin: Un tipo de linfoma que es más común en personas con VIH, pero es menos común que el linfoma no Hodgkin (NHL).

Pruebas en el hogar: Una prueba de sangre u oral de VIH que se puede realizar en casa.

Herpesvirus humano-8 (HHV-8): El virus que causa el sarcoma de Kaposi, el síndrome de Castleman y algunos linfomas raros. También llamado herpesvirus asociado al sarcoma de Kaposi (KSHV).

Virus del papiloma humano (HPV): Un virus de transmisión sexual que causa células anormales (displasia) en el cuello uterino, el ano y la boca, lo que puede provocar cáncer si no se trata.

Sistema inmunitario humoral (mediado por anticuerpos): La parte del sistema inmunitario que usa anticuerpos para combatir infecciones. Se ve menos afectado por el VIH que el sistema inmunitario celular.

Hiperlipidemia: Una elevación anormal de lípidos (colesterol y triglicéridos) en la sangre.

231

Reacciones de hipersensibilidad (HSR): Reacciones, a menudo alérgicas, a un medicamento u otra sustancia.

Hipogonadismo: Una deficiencia de testosterona, la hormona sexual masculina.

Hipotiroidismo: Una deficiencia en la hormona tiroidea.

I

Activación inmune: Una estimulación general del sistema inmunitario que puede ser causada por una variedad de infecciones, incluido el VIH. En el caso del VIH, contribuye a la disminución del recuento de CD4 que se produce con el tiempo.

Síndrome inflamatorio de reconstitución inmune (IRIS): Una afección que, a veces, ocurre en personas con recuentos bajos de CD4 que inician una ART en la que el sistema inmunitario mejorado reacciona a organismos (como MAC, la *bacteria de la TB* u hongos), lo que causa enfermedades, como fiebre, pérdida de peso, inflamación de los ganglios linfáticos o abscesos.

Sistema inmunitario: El sistema del cuerpo que combate las infecciones y nos protege de algunos tipos de cáncer.

Terapia inmunológica: Tratamiento para el VIH diseñado para afectar el sistema inmunitario y su respuesta al virus, a diferencia de la terapia antirretroviral estándar, que suprime el virus en sí.

Inmunodeficiencia (o inmunosupresión): El estado en el que el sistema inmunitario está dañado o alterado, ya sea desde el nacimiento (inmunodeficiencia congénita) o adquirido posteriormente, como en el caso del VIH.

Prueba de VIH indeterminada: Esto ocurre cuando la prueba de detección es positiva, pero el análisis de diferenciación es negativo. Esto puede ocurrir durante el proceso de seroconversión (VIH contraído recientemente) o puede encontrarse en personas sin VIH, generalmente por razones poco claras.

Esputo inducido: Una prueba utilizada para diagnosticar PCP o tuberculosis en la que los pacientes inhalan una nebulización salina que los hace toser profundamente. Luego, la muestra de esputo se envía al laboratorio para su análisis. También se denomina "inducción de esputo".

Influenza ("gripe"): Una infección viral causada por el virus de la influenza que provoca fiebre, dolores musculares, síntomas respiratorios y síntomas gastrointestinales. Un resfriado fuerte no es gripe.

Resistencia a la insulina: Una condición en la que el cuerpo no puede responder a la insulina tan bien como debería. Esto se aplica tanto a la insulina producida naturalmente por el páncreas como a la insulina inyectada como medicamento. Puede provocar niveles altos de azúcar en sangre o diabetes.

Integrasa: Enzima viral que permite la integración (inserción) del ADN viral en el ADN humano.

Inhibidor de la integrasa: Un medicamento antirretroviral que bloquea el proceso de integración.

A menudo, se abrevia INSTI, que significa "inhibidores de transferencia de la cadena de integrasa" (integrase strand transfer inhibitor).

Integración: La inserción de ADN viral en ADN humano en el núcleo de la célula.

Interferón: Medicamento inyectable utilizado en el pasado para tratar la hepatitis C y, a veces, la hepatitis B.

Ensayo de liberación de interferón-gamma (IGRA): Un análisis de sangre que se usa para detectar si tiene TB; es una alternativa más fácil a la prueba cutánea de la tuberculina. Hay dos tipos disponibles, QuantiFERON-TB Gold y T-SPOT.TB.

Isoniazida (INH): Medicamento que se usa para tratar o prevenir la tuberculosis.

J

Virus JC: La causa de la leucoencefalopatía multifocal progresiva (PML).

K

Sarcoma de Kaposi (KS): Tumor causado por un virus, que es más común en personas con VIH, especialmente en hombres homosexuales. Aunque, por lo general, afecta la piel, el KS también puede afectar otras partes del cuerpo, incluido el tracto gastrointestinal y los pulmones.

Herpesvirus asociado al sarcoma de Kaposi (KSHV): Un nombre alternativo para el herpesvirus humano-8 (HHV-8), que causa el sarcoma de Kaposi.

Biopsia renal: Procedimiento en el que se extrae una parte del riñón con una aguja que se inserta a través de la piel para determinar la causa de los trastornos renales.

Postulados de Koch: Los cuatro criterios necesarios para probar que un microbio u organismo es la causa de una enfermedad. Los postulados son: (1) el organismo debe encontrarse en todos los animales que padecen la enfermedad, pero no debe encontrarse en animales sanos; (2) el organismo debe aislarse de un animal enfermo y crecer en cultivo puro; (3) el organismo cultivado debe causar enfermedad cuando se introduce en un animal sano; y (4) el organismo debe volver a aislarse del animal experimentalmente infectado.

L

Acidosis láctica: Una acumulación peligrosa de ácido láctico (lactato) en la sangre, que puede ser causada por algunos medicamentos antirretrovirales y también por otras afecciones médicas.

Latencia: La capacidad del VIH de persistir en las células humanas durante toda la vida de una persona infectada mediante la inserción de su ADN en células reservorio de larga vida.

Agentes que revierten la latencia: Fármacos que se estudian en estrategias de cura experimentales que activan las células CD4 en reposo infectadas por el VIH para eliminar el reservorio latente.

Leucovorina (o ácido folínico): Medicamento que se usa para prevenir la toxicidad de la médula ósea debido a la pirimetamina.

Leucopenia: Una disminución en la cantidad de glóbulos blancos que se encuentran en la sangre.

Ciclo vital: En la infección por VIH, las etapas por las que pasa el virus, comenzando con su ingreso en las células humanas y terminando con su replicación y la liberación de las nuevas partículas de virus en la sangre.

Panel de lípidos: Un análisis de sangre que mide los niveles de lípidos en la sangre (colesterol y grasas).

Lipoatrofia: Pérdida de grasa subcutánea (grasa debajo de la piel) en las piernas, los brazos, los glúteos y la cara, causada por algunos inhibidores análogos de los nucleósidos de la transcriptasa inversa (NRTI).

Lipodistrofia: Un término general para los cambios en la forma del cuerpo y la distribución de la grasa causados por algunos agentes antirretrovirales. Puede incluir lipoatrofia, acumulación de grasa o ambas.

Listeria: Una bacteria de origen alimentario que puede causar meningitis y otras infecciones. Aunque no es común, el riesgo de contraer *Listeria* es mayor en personas con VIH.

Toxicidad hepática (o hepatotoxicidad): Daño al hígado causado por medicamentos.

Testamento en vida: Un documento legal que le permite indicar qué procedimientos médicos y medidas de preservación de la vida desearía si ya no pudiera tomar decisiones por sí mismo.

Registro (logaritmo): Otra forma de expresar los resultados de la carga viral. Una carga viral de 100,000 es una carga viral de cinco logaritmos; 10,000 son cuatro logaritmos; 1,000 son tres logaritmos. Un cambio de diez veces en la carga viral es un cambio de un logaritmo. Por ejemplo, una caída en la carga viral de 100,000 a 1,000 es una "caída de dos logaritmos".

Linfadenopatía: Ganglios linfáticos inflamados o agrandados ("glándulas").

Ganglios linfáticos: Estructuras del cuerpo humano que forman parte del sistema inmunitario. Puede sentirlos en el cuello, debajo de los brazos o en la ingle.

Linfocito: Un tipo de glóbulo blanco que combate las infecciones. Las células CD4 son un tipo de linfocito.

Linfogranuloma venéreo: Una infección de transmisión sexual causada por la *clamidia*.

M

Medicaid: Un programa de seguro financiado por los gobiernos federal y estatal que brinda cobertura de atención médica a las personas con bajos ingresos y sin seguro.

Meningitis: Infección o inflamación del líquido cefalorraquídeo y del revestimiento de la médula espinal.

Vacuna antimeningocócica: Una vacuna que previene la enfermedad meningocócica.

Staphylococcus aureus resistente a la meticilina (MRSA): Una bacteria resistente a los medicamentos que tradicionalmente causaba enfermedades graves, en pacientes hospitalizados gravemente enfermos, pero que también puede ser una causa común de enfermedades de la piel, incluidos los abscesos (MRSA adquirido en la comunidad).

Microsporidios: Una variedad de parásitos oportunistas que causan diarrea crónica en personas con recuentos bajos de CD4.

Migraña: Un dolor de cabeza severo, a menudo en un lado de la cabeza, a veces acompañado de cambios visuales o náuseas.

Molusco contagioso: Bultos o protuberancias de color carne en la piel, que son causados por un poxvirus, y pueden transmitirse sexualmente.

Transmisión de madre a hijo: Transmisión del VIH de madre a hijo durante la última etapa del embarazo, el parto o la lactancia.

Mutaciones: Cambios en la composición genética normal de un organismo debido a un error que ocurre durante la reproducción. En el caso del VIH, algunas mutaciones pueden causar resistencia, lo que permite que el virus se replique en la presencia de medicamentos antirretrovirales.

Complejo Mycobacterium avium (MAC): Una bacteria relacionada con la tuberculosis que causa enfermedades en personas con la enfermedad avanzada del VIH, como fiebre, sudores nocturnos, pérdida de peso, diarrea, enfermedad hepática, dolor abdominal y anemia. También conocido como *Mycobacterium avium intracellulare* (MAI).

Mielitis: Infección o inflamación de la médula espinal.

Miopatía: Una inflamación de los músculos que causa dolor y debilidad muscular, a veces se observa con el síndrome retroviral agudo, zidovudina en dosis altas o estatinas para disminuir el colesterol.

N

Institutos Nacionales de Salud (NIH): Una agencia del gobierno federal (dependiente del Departamento de Salud y Servicios Humanos de los EE. UU.) responsable de realizar y financiar investigaciones médicas.

Nefropatía asociada al VIH (HIVAN): Una enfermedad de los riñones causada por el VIH. Se ve principalmente en pacientes de raza negra.

Neuropatía (o neuropatía periférica): Daño a los nervios que resulta en entumecimiento o dolor ardiente, por lo general, en los pies o las piernas. Puede ser causado por el VIH, algunos medicamentos antirretrovirales u otras afecciones.

Pruebas neuropsicológicas: Una serie de pruebas, generalmente realizadas por un psicólogo o neurólogo, para evaluar la memoria y las habilidades de pensamiento. Puede usarse para diagnosticar demencia o para determinar si alguien tiene depresión o demencia.

Linfoma no Hodgkin (NHL): El tipo más común de linfoma en personas con VIH.

Inhibidores no nucleósidos de la transcriptasa inversa (NNRTI): Una clase de medicamentos antirretrovirales que bloquea la transcripción inversa del ARN viral en ADN al interferir con la actividad de la transcriptasa inversa.

Medicamentos antiinflamatorios no esteroideos (NSAID): Medicamentos que se usan comúnmente para suprimir la inflamación y tratar el dolor. Algunos están disponibles sin receta médica.

Inhibidores análogos de los nucleósidos de la transcriptasa inversa (NRTI): Una clase de medicamentos antirretrovirales que bloquea la transcripción inversa del ARN viral en ADN al imitar los nucleósidos, los componentes básicos normales del ADN.

Nistatina: Un enjuague bucal antifúngico que se usa para tratar la candidiasis.

O

Odinofagia: Deglución dolorosa.

Infección oportunista (OI): Una infección que se aprovecha de la inmunodeficiencia. Estas infecciones generalmente no ocurren en personas con sistemas inmunitarios normales.

Leucoplasia vellosa oral (OHL): Placas blancas indoloras, o "rayas", a los lados de la lengua causadas por el virus de Epstein-Barr.

Candidiasis orofaríngea: Infección por *cándida* (levadura) que afecta la boca y la garganta, incluyendo la candidiasis bucal, queilitis angular y candidiasis eritematosa.

Osteonecrosis: Daño a los huesos en las articulaciones grandes (consulte Necrosis avascular).

Osteopenia: Pérdida de densidad ósea ("adelgazamiento de los huesos").

Osteoporosis: Osteopenia severa, que puede conducir a fracturas óseas.

P

Páncreas: Un órgano en el abdomen que produce insulina y enzimas que ayudan a digerir los alimentos.

Pancreatitis: Inflamación del páncreas, que produce dolor abdominal, pérdida de apetito, náuseas y vómitos. Puede ser fatal.

Pangenotípico: Esos tratamientos contra la hepatitis C que funcionan contra todos los genotipos.

Prueba de Papanicolaou: Una prueba de diagnóstico que se usa para buscar displasia cervical y cáncer de cuello uterino. Ahora también se usa para diagnosticar displasia anal (consulte prueba de Papanicolaou anal).

Patógeno: Un organismo infeccioso (bacteria, virus, hongo o parásito) que causa una enfermedad.

PCP: Solía significar neumonía por *Pneumocystis carinii*, una de las OI más comunes en un paciente con VIH positivo. Ahora significa neumonía por *Pneumocystis*, debido al cambio en el nombre de la especie a *Pneumocystis jirovecii*, motivo por el cual algunos la llaman PJP.

Peliosis hepática: Una infección hepática poco común causada por *Bartonella*.

Enfermedad pélvica inflamatoria (PID): Una infección del útero y las trompas de Falopio, generalmente causada por infecciones de transmisión sexual, en particular la gonorrea y la clamidia.

Pentamidina: Medicamento que se usa para tratar o prevenir la PCP en personas con función inmunitaria deficiente.

Viremia persistente de bajo nivel: Carga viral que es repetidamente detectable entre 20 y 200 copias, a pesar de estar en una terapia antirretroviral.

Faringe: Garganta.

Prueba de fenotipo: Un tipo de prueba de resistencia que mide la capacidad del virus para replicarse en diversas concentraciones de medicamentos antirretrovirales.

Plaqueta: Célula sanguínea que ayuda a la coagulación de la sangre. Un recuento bajo de plaquetas, que a veces puede ocurrir debido al VIH, puede provocar sangrado o moretones con facilidad.

Vacuna antineumocócica: Una vacuna (Prevnar 20, Pneumovax) recomendada para muchos adultos (incluidos aquellos con VIH) para prevenir la neumonía causada por el neumococo.

Neumococo: El nombre común de *Streptococcus pneumoniae*, una causa frecuente de neumonía bacteriana.

Neumocistis: Un hongo (*Pneumocystis jiroveci*) que es una causa común de neumonía (PCP) en personas con VIH.

Neumonía: Una infección de los espacios de aire de los pulmones, que puede ser causada por una variedad de organismos infecciosos.

Reacción en cadena de la polimerasa (PCR): Técnica de laboratorio utilizada para detectar o cuantificar el ADN o el ARN de un organismo infeccioso con fines de diagnóstico.

Profilaxis previa a la exposición (PrEP): Una forma de prevención del VIH en la que las personas sin VIH toman medicamentos antirretrovirales para prevenir la infección.

Linfoma primario del sistema nervioso central (PCNSL): Un linfoma que afecta el cerebro, visto solo en personas con enfermedad avanzada por VIH.

Proctitis: Infección o inflamación del recto.

Leucoencefalopatía multifocal progresiva (PML): Infección viral del cerebro causada por el virus JC, que provoca un deterioro neurológico progresivo.

Profilaxis: Prevención, generalmente se aplica al uso de medicamentos que se toman para prevenir infecciones oportunistas o para evitar que regresen después de haber sido tratadas.

Proteasa: Una enzima viral que corta las proteínas virales grandes en proteínas más pequeñas, que luego se utilizan para crear nuevas partículas virales. Un inhibidor de la proteasa (PI) es un medicamento antirretroviral que bloquea este proceso.

Prurigo nodular: Una afección caracterizada por protuberancias que pican en la piel, que se observa con mayor frecuencia en personas con VIH.

237

Soriasis: Una afección de la piel que produce placas secas, escamosas y con picazón en la piel que pueden empeorar con la inmunosupresión debido al VIH.

Pirimetamina: Medicamento que se usa para tratar o prevenir la PCP o la toxoplasmosis.

R

Virus R5: VIH que ingresa a la célula CD4 con el correceptor CCR5. Este tipo de virus se puede tratar con inhibidores de CCR5 (ver Correceptor).

Radiculitis (radiculopatía): Infección o inflamación de los nervios que emergen de la médula espinal.

Pruebas rápidas: Pruebas de VIH que brindan una respuesta en pocos minutos, ya sea con sangre o saliva.

Cepas recombinantes: Cepas del VIH que son combinaciones de dos o más cepas.

Glóbulos rojos (RBC): Célula sanguínea que transporta oxígeno a los órganos del cuerpo. Si no tiene suficientes glóbulos rojos, está anémico.

Tratamiento: Una combinación de medicamentos antirretrovirales.

Recaída: El regreso de una enfermedad, por lo general, en alguien con una afección crónica.

Replicación: La reproducción o multiplicación de un organismo, incluido el VIH. La replicación del VIH es un proceso complejo de varios pasos que involucra la infección de una célula humana y el uso de enzimas virales y maquinaria celular humana para crear nuevas partículas del virus, que luego se liberan y pueden infectar células nuevas.

Reservorio: Células humanas de larga vida que pueden ser infectadas por el VIH, lo que le permite persistir (permanecer latente) durante toda la vida de la persona, incluso si está en terapia antirretroviral con una carga viral "indetectable". Las células CD4 en reposo son el ejemplo más conocido, pero existen otros reservorios en el cuerpo humano.

Resistencia: La capacidad del virus para replicarse a pesar de la presencia de medicamentos antirretrovirales.

Prueba de resistencia: Un análisis de sangre que busca VIH resistente a los medicamentos antirretrovirales. La prueba que se indica con más frecuencia se llama "genotipo", lo que significa que el laboratorio analiza los componentes genéticos del VIH para ver si es resistente.

Células CD4 en reposo: Las células CD4 viven mucho tiempo y pueden albergar el ADN del VIH, que no puede ser afectado por la ART porque la célula no se replica y, por lo tanto, son un reservorio importante del VIH latente.

Retinitis: Una infección de la retina (la superficie interior de la parte posterior del ojo), que puede provocar ceguera si no se trata. La mayoría de las veces es causada por el CMV.

Retrovirus: Un virus que contiene ARN y que puede convertir el ARN en ADN a través de la transcripción inversa con enzimas virales. El VIH es un retrovirus.

Transcriptasa inversa (RT): Una enzima contenida en el virus del VIH que convierte el ARN viral en ADN para que pueda insertarse en el ADN de las células humanas. Un inhibidor de la transcriptasa inversa bloquea este proceso.

Transcripción inversa: La conversión de ARN viral en ADN por transcriptasa inversa. (La transcripción normal implica la conversión de ADN en ARN).

Rifabutina: Medicamento que se usa para tratar o prevenir MAC. También se utiliza como alternativa a la rifampicina para tratar la tuberculosis.

Rifampicina: Medicamento utilizado para tratar la tuberculosis y MAC. Siempre se usa en combinación con otros medicamentos.

ARN: Ácido ribonucleico, el material genético del virus del VIH. El ARN viral se convierte en ADN mediante la transcriptasa inversa, y el ADN viral luego se inserta en el ADN de las células humanas. Posteriormente, el ADN se vuelve a transcribir en ARN, que a su vez se convierte en las proteínas que se utilizan para crear nuevas partículas de virus.

Ley de Atención Médica Ryan White: Un programa financiado por el gobierno que proporciona dinero a nivel estatal o local para brindar atención a las personas con VIH que no tienen seguro.

S

Salmonella: Un grupo de bacterias que pueden causar diarrea severa, fiebre e infecciones del torrente sanguíneo. Se puede transmitir al comer alimentos mal cocidos, especialmente huevos, pollo y otras carnes.

Sarna: Una afección de la piel con picazón causada por un ácaro que excava debajo de la piel y se puede contagiar a otras personas por contacto cercano.

Dermatitis seborreica: Una afección común de la piel que causa descamación en la cara, especialmente alrededor de las cejas y en los pliegues de las mejillas.

Seroconversión: El proceso de desarrollar un anticuerpo contra un agente infeccioso. En el caso del VIH, ocurre dentro de dos a cuatro semanas posteriores a la infección aguda.

Serologías: Análisis de sangre que miden los anticuerpos para buscar evidencia de una enfermedad.

Infección de transmisión sexual (STI): Infección transmitida de persona a persona a través de la actividad sexual. También se llaman enfermedades de transmisión sexual (sexually transmitted disease, STD).

Culebrilla (o herpes zóster): Un sarpullido doloroso y con ampollas; por lo general, se presenta como una banda lineal en un lado del cuerpo, causado por la reactivación del virus de la varicela (virus de la varicela-zóster [varicella-zoster virus, VZV]).

Vacuna contra la culebrilla (herpes zóster): Una vacuna (Shingrix) recomendada para personas mayores de 50 años para prevenir la culebrilla (herpes zóster).

239

GLOSARIO

Activar y eliminar: Una estrategia de cura experimental en la que las células CD4 en reposo infectadas por el VIH se activan primero con agentes que revierten la latencia, lo que permite que el virus se trate con terapia antirretroviral.

Efectos secundarios: Efectos indeseables de un medicamento o tratamiento que son perceptibles para la persona que recibe el tratamiento (consulte Toxicidad).

Dolor de cabeza sinusal: Un dolor de cabeza causado por la congestión de los senos paranasales (consulte Sinusitis).

Sinusitis: Una infección de los senos paranasales, que son espacios de aire en la cabeza conectados a las fosas nasales.

Seguro por discapacidad del Seguro Social (SSDI): Un beneficio mensual del Seguro Social para personas con discapacidad que han trabajado en el pasado y han pagado una cantidad mínima de impuestos del Seguro Social.

Lavado de esperma: Una técnica en la que el esperma se separan del semen para reducir el riesgo de transmisión del VIH a una mujer durante la concepción.

Punción lumbar: Procedimiento en el que se inserta una aguja en la espalda entre las vértebras para recolectar una muestra de líquido cefalorraquídeo (cerebrospinal fluid, CSF) para diagnosticar la meningitis.

Estatinas: El nombre común de los inhibidores de la HMG CoA-reductasa, medicamentos que disminuyen el colesterol.

Cepa: En el caso del VIH, un tipo de virus, como en una "cepa resistente a los medicamentos".

Faringitis estreptocócica: El término común para la *faringitis estreptocócica*, una infección bacteriana de la garganta causada por el *estreptococo* beta-hemolítico del grupo A.

Interrupción estructurada del tratamiento: Término antiguo para una interrupción en la terapia que fue aprobada por el proveedor; por lo general, se realiza de acuerdo con un cronograma específico.

Grasa subcutánea: Grasa que se encuentra debajo de la piel.

Subtipos: En el caso del VIH, grupos de virus relacionados, también llamados "clados" o "subclados". La mayoría de las personas con VIH en los Estados Unidos están infectadas con el subtipo B, pero existen muchos otros subtipos en todo el mundo.

Superinfección: Reinfección con una nueva cepa de VIH en alguien que ya ha sido infectado.

Seguridad de ingreso suplementario (SSI): Un programa federal de asistencia en efectivo diseñado para ayudar a los ancianos, ciegos y personas con discapacidad que tienen pocos ingresos, o ninguno, a pagar sus necesidades básicas.

VIH sintomático: Una etapa del VIH en la que las personas tienen síntomas causados por el VIH, como pérdida de peso, diarrea o candidiasis bucal, pero aún no han desarrollado una afección indicadora de sida.

Síndrome: Un conjunto de signos o síntomas que frecuentemente ocurren juntos, pero que pueden o no ser causados por una sola enfermedad. Se hacía referencia al sida como un síndrome antes de que se descubriera su causa, el VIH.

Sífilis: Una infección de transmisión sexual causada por *Treponema pallidum*, una bacteria que puede causar lesiones anales, genitales o bucales (sífilis primaria); fiebre, sarpullido y hepatitis (sífilis secundaria); o infección del cerebro, líquido cefalorraquídeo, ojos u oídos (neurosífilis). También puede estar latente, sin causar síntomas (sífilis latente).

T

Dolor de cabeza por tensión: Un dolor de cabeza causado por la tensión muscular.

Testosterona: La hormona sexual masculina, que puede ser baja en algunos hombres VIH positivo.

Toxoide tetánico (dT o Tdap): Una vacuna combinada que debe recibirse cada diez años para adultos, independientemente del estado serológico respecto al VIH. La vacuna Tdap (una vacuna combinada contra el tétanos, la difteria y la tos ferina) debe administrarse una vez.

Vacuna terapéutica: Vacuna que se administra para tratar una infección existente al estimular el sistema inmunitario para que la combata.

Trombocitopenia: Un trastorno en el que hay una cantidad anormalmente baja de plaquetas en la sangre.

Candidiasis bucal: Candidiasis bucal, una infección por levaduras que afecta la boca y se presenta con placas blancas o amarillas parecidas a cuajada en la lengua, el paladar, las encías o la parte posterior de la garganta.

Toxicidad: Daño en el cuerpo causado por una droga u otra sustancia.

Toxoplasma: Un parásito (*Toxoplasma gondii*) que causa lesiones cerebrales (encefalitis) en personas con VIH.

Prueba de anticuerpos contra el toxoplasma: Un análisis de sangre utilizado para buscar exposición al parásito *Toxoplasma*.

Anticuerpo de inmunoglobulina G contra la toxoplasmosis: La prueba serológica detecta anticuerpos en la sangre que se produce en respuesta a una infección.

Toxoplasmosis: Enfermedad causada por el parásito, *Toxoplasma gondii*.

Transaminasas (o enzimas hepáticas): Análisis de sangre utilizados para buscar daño hepático.

Transcripción: El proceso de convertir el ADN en ARN.

Interrupción del tratamiento: Suspender la terapia antirretroviral. Ya no está de moda.

Triglicéridos: Grasas que se ingieren en forma de aceites vegetales y grasas animales.

Trimetoprim-sulfametoxazol (TMP-SMX, cotrimoxazol, Bactrim, Septra): Un antibiótico que se usa para tratar o prevenir la PCP y para prevenir la toxoplasmosis.

Ensayo de tropismo: Un análisis de sangre que se usa para averiguar si su virus ingresa a la célula CD4 con el correceptor CCR5 (virus R5) o el correceptor CXCR4 (virus X4) o ambos correceptores. Esta prueba es necesaria antes de tomar un inhibidor de CCR5, que solo debe usarse con el virus R5.

Prueba cutánea de la tuberculina (TST o derivado proteico purificado [PPD]): Una prueba cutánea utilizada para detectar si tiene TB. Se realiza más comúnmente en personas sin síntomas para ver si tienen TB latente (es decir, la TB que no causa ninguna enfermedad). La forma más común de TST es el PPD (derivado proteico purificado).

Tuberculosis (TB): Una enfermedad bacteriana causada por la *Mycobacterium tuberculosis*. A menudo, la tuberculosis suele causar una enfermedad pulmonar, pero puede afectar cualquier parte del cuerpo.

Vacuna contra la fiebre tifoidea: Una vacuna para prevenir la fiebre tifoidea, una infección bacteriana de la sangre causada por *Salmonella typhi*, a veces adquirida por viajeros a países en desarrollo.

U

Indetectable: Término que se utiliza para describir una carga viral que es demasiado baja para medirla con una prueba de carga viral. Una carga viral indetectable está por debajo de 20, 30 o 40 con las pruebas más utilizadas.

Análisis de orina: Una prueba de laboratorio estándar que busca evidencia de proteína, azúcar, sangre e infección en la orina.

V

Vacuna (vacunación): Sustancia que se administra, generalmente por inyección, pero a veces por vía oral o aerosol nasal, para estimular el sistema inmunitario a fin de que produzca anticuerpos contra un patógeno bacteriano o viral.

Vaginitis: Infección o inflamación de la vagina.

Valaciclovir: Medicamento que se usa para tratar el herpes simple y el virus de la varicela zóster.

Virus de la varicela zóster: El virus que causa la varicela (varicela primaria) y la culebrilla (herpes zóster).

Carga viral (o ARN del VIH en plasma): Un análisis que mide la cantidad de VIH en el plasma (sangre), expresada como "copias por milímetro". La carga viral predice qué tan rápido bajará su recuento de células CD4, con una disminución más rápida observada con cargas virales más altas. Es la prueba más importante para medir la eficacia de la ART y evaluar la probabilidad de que transmita el virus a otra persona a través del contacto sexual.

Viriones: Partículas de virus individuales.

Virus: Organismo microscópico compuesto de material genético (ADN o ARN) dentro de una cubierta proteica.

Grasa visceral: Grasa presente dentro del abdomen, alrededor de los órganos internos, en lugar de estar debajo de la piel.

W

Glóbulos blancos (WBC): Tipo de glóbulo que ayuda a combatir las infecciones. Las células CD4 son un tipo de linfocito, que es un tipo de glóbulo blanco.

Virus en estado natural: La cepa del VIH que ocurre "en estado natural", sin la presencia de medicamentos antirretrovirales que podrían seleccionarse para mutaciones. Generalmente un virus no mutante, sensible a los fármacos.

Período de ventana: El período entre la infección y la formación de anticuerpos que conducen a una prueba de VIH positiva (serología).

X

Virus X4 o dual/mixto (D/M): VIH que ingresa a la célula CD4 con el correceptor CXCR4, o ambos receptores. El virus X4 no se puede tratar con inhibidores de CCR5.

Y

Levadura: Un grupo de microorganismos que, a veces, puede causar infecciones humanas, que van de leves (candidiasis bucal, vaginitis) a graves (meningitis criptocócica). Todas las levaduras son hongos.

Fiebre amarilla: Una enfermedad grave causada por el virus de la fiebre amarilla, que es transmitida por mosquitos y, a veces, adquirida por viajeros a partes de África o América Latina.

Índice

Nota: número de página seguidos por "*f*" y "*t*" se refieren a figuras y tablas respectivamente.

A

abscesos, 132, 141, 141, 157
acelera el envejecimiento, 143
acidosis láctica, 109, 157
ácido folínico, 138
ácido ribonucleico (RNA), 15
activación inmunitaria, 18
actividad sexual, 191–193
    deportes acuáticos, 193
    masturbación mutua, 192–193
    pareja negativa, 193–194
    pareja positiva, 192
    relaciones sexuales anales y vaginales, 192
    sexo oral, 192
    sexo oral-anal, 192
acumulación de grasa, 105, 112, 113–114
acyclovir, 125, 178
ADAP. *Ver* programa de asistencia de medicamentos para el sida (ADAP)
adherencia (cumplimiento), 78–80, 162
administrador de casos, 39
ADN viral, 14
aerosoles de esteroides, 85
agentes que revierten la latencia, 29, 101
agua, 198–200
alcohol, 79, 156, 171, 182, 185, 201–202
alimentos, 198–200
American Academy of HIV Medicine, 39
anemia, 83, 109, 156
anfotericina B, 133
anoscopia de alta resolución (HRA), 179
antagonista del CCR5, 64, 84
anticoncepción, 165
anticuerpo de HAV, 57
anticuerpo de la inmunoglobina G contra la toxoplasmosis, 55
anticuerpo de superficie de hepatitis B (HBsAb), 177–178
anticuerpo, 32
antidepresivos, 183, 184
antiviral de acción directa (DAA), 175
    tratamiento, 175
antígeno criptocócico sérico (CRAG), 133
antígeno de superficie de hepatitis B (HBsAg), 177–178
antígeno, 22, 32
análisis de diferenciación, 32
análisis de orina, 55, 83
análisis de sangre AFP. *Ver* análisis de sangre de alfafetoproteína (alpha-fetoprotein, AFP)
análisis de sangre de alfafetoproteína (alpha-fetoprotein, AFP), 178
análogos de nucleósidos, 108–111
apnea del sueño, 155–156
ARS. *Ver* síndrome retroviral agudo (ARS)
articulaciones, 119–120
asma, 150

ÍNDICE

Asociación de Medicina del VIH, 39
Aspergillus, 186
atazanavir (*Reyataz*) 167
atención médica, 44–45
    elección, 38–39
atovaquona (*Mepron*), 138
azitromicina, 131

B

Bartonella (angiomatosis bacilar), 158, 205
basado en inhibidores de la integrasa, 92
benzodiazepinas, 124
bictegravir, 75
bilirrubina (indinavir, atazanavir), 106
biopsias, 137
bloqueadores de los canales de calcio, 86
broncoespasmo, 150–151
broncoscopia, 129, 137
bronquitis, 150, 152

C

cabeza crónico, 160
cabeza sinusal, 159
CAM. *Ver* medicina alternativa y complementaria (CAM)
candidiasis eritematosa, 146
candidiasis orofaríngea, 146
candidiasis vaginal, 22
candidiasis, 134
candidiasis, 22, 146, 147
carcinoma hepatocelular, 174
carga viral, 5, 50–52, 53, 82, 92, 93, 94, 167, 168, 194–195
cART. *Ver* terapia antirretroviral combinada (cART)
CBC. *Ver* hemograma completo (CBC)
CDC. *Ver* Centros para el Control y la Prevención de Enfermedades (CDC)

Centros para el Control y la Prevención de Enfermedades (CDC), 20
    afecciones indicadoras, 21t
    definición de caso, 20
cepa, 60
cirrosis, 174
cistoisosporiasis, 149
citomegalovirus (CMV), 135–136, 138, 148
    anticuerpos contra, 54
clamidia, 195
claritromicina, 131
CMV. *Ver* citomegalovirus (CMV)
cocaína, 186
coccidioidomicosis ("fiebre del valle"), 134
coccidioidomicosis, 134
coinfección
    hepatitis C, 174–176
    virus de la hepatitis B (HBV), 174–176
colesterol, 104
    niveles, 104
colon (colitis), 135
colonizando MAC, 131
colonoscopia, 150
colposcopia, 179
complejo *Mycobacterium avium* (MAC), 126, 130–131, 138, 141
complejo relacionado con el sida, 22–23
condones, 165, 195
contra la fiebre amarilla, 203
controladores de élite, 63
controladores no virémicos, 63
convulsiones, 162
correceptores, 64
cortisol, 122
COVID-19, 24, 58, 151, 153
CPR. *Ver* eanimación cardiopulmonar (CPR)
criptosporidiosis,
    riesgo de, 200
cryptosporidium, 149, 200

culebrilla (herpes zóster), 10, 159
　　vacuna, 57
cáncer anal, 57, 140, 178–180
cáncer de cuello uterino, 140,
　　178–180
cándida, 146, 147–148
célula T auxiliar, 18
células CD4 en reposo, 14
células CD4, 18, 29, 48, 101, 152, 205
　　destrucción de, 18
　　en reposo, 14
　　linfocitos, 18, 49
　　receptor, 64
　　recuentos de CD4, 5, 7, 36,
　　　　48–50, 52, 58, 83, 92, 93, 94,
　　　　107, 112, 126, 127, 132–133,
　　　　135, 136, 150, 159, 164, 166,
　　　　170, 185, 186, 196, 200, 203,
　　　　204, 205
　　VIH, 128*t*
células CD8, 49
células mucosas, 192
células T supresoras, 49
cóctel, término antiguo, 3

D

DAA. *Ver* antiviral de acción directa
　　(DAA)
dapsona, 138
darunavir (*Prezista*), 95, 167
deficiencia de hormona tiroidea
　　(hipotiroidismo), 156
deficiencia de vitamina D, 200–201
depresión, 154, 155, 171, 182–185
　　descripción de, 183
　　piense en, 183
derivado proteico purificado
　　(PPD), 55
dermatitis seborreica, 159
desintoxicación, 116
diabetes, 104, 121
diarrea, 135, 148–150, 215
didanosina (*Videx*), 81, 108,
　　109, 113, 157

dificultad para respirar, 150–151
directivas anticipadas, 208–210
discriminación, 171
disfagia, 147
disfunción eréctil, 155
displasia anal, 179
　　detección de, 179
displasia cervical, 55, 178–180
displasia, 140, 178
divulgación, 4, 171
dolor de cabeza por
　　tension, 159
dolor de cabeza, 159–161, 182
dolor o de pies o piernas, 161
dolor torácico, 129
dolores de garganta, 152
dolutegravir (*Tivicay*), 75, 167
doravirina (*Pifeltro*), 107
DOT. *Ver* terapia observada
　　directamente (DOT)
drogas de club, 187
drogas
　　clases, 63
　　compañías, 213–214
　　consumidores, 215
　　desarrollo de, 95–97
　　reacciones, 158–159
　　resistencia, 92
　　toxicidad, 118–119
　　usar, 25
　　vacaciones, 91
　　VIH resistente, 35
　　y consumo de alcohol, 171

E

eanimación cardiopulmonar
　　(CPR), 208
EBV. *Ver* virus de Epstein-Barr (EBV)
efavirenz, 107, 108, 156, 165
　　efectos secundarios, 123–124
efectos secundarios gastrointestinales,
　　109–110
efectos secundarios neurológicos,
　　107–108

efectos secundarios
"neuropsiquiátricos", 76
efectos secundarios, 81–82
    análogos de nucleósidos, 108–111
    cambios en la forma de mi cuerpo, 111–113
    de los inhibidores de la protease, 104–106
    enfermedad cardiac, sufrir una, 114–115
    hormonas, 120–122
    huesos y las articulaciones, 119–120
    hígado, 115–117
    inhibidores no nucleósidos de la transcriptasa inversa (NNRTI), 106–108
    riñones, 117–119
    sistema nervioso, 122–124
ejercicio aerobico, 104
ejercicio, 206–208
elevación de los lípidos, 110
ELISA. *Ver* enzimoinmunoanálisis (ELISA)
embarazo
    primer trimestre del, 165
    sangre durante, 170
emtricitabina, 178
encefalitis toxoplásmica, 133
encefalitis, 132
endoscopia, 148–150
enfermedad cardíaca, riesgo de, 114–115
enfermedad de Hodgkin, 139
enfermedad de tiroides, 121–122
enfermedad mortal, tratamiento para, 213
enfermedad pélvica inflamatoria (Pelvic inflammatory disease, PID), 166
ensayo de liberación de interferón-gamma (IGRA), 55, 136
ensayo de tropismo, 64
ensayos clínicos, 75
entecavir (*Baraclude*), 178

envejecimiento prematuro, 142–144
enzimas, 26, 116
enzimoinmunoanálisis (ELISA), 32
epidemia mundial, 216–217
erupción, 106–107
estatinas, 84–85, 104
estavudina (d4T, Zerit), 108, 113, 157
esteatosis hepática, 109
estigma, 171
estreñimiento, 149
estómago (gastritis), 135
esófago (esofagitis), 135, 147
    causas de, 148
etambutol, 131
etravirina (*Intelence*), 95, 107
Evotaz (atazanavir), 104
examen de esputo inducido, 129
exposición a la sangre, VIH, 24

F

falla, tratamiento, 51
famciclovir, 138
faringe, 147
faringitis estreptocócica, 152
fatiga, 155–157, 182
flucitosina (5-FC), 133
fluconazol oral, 147, 166
fluconazol, 133
FMLA. *Ver* Ley de Licencia Médica Familiar (FMLA)
foliculitis, 158
fondos de Ryan White, 45
forma del cuerpo, cambios en, 111–114
fusión, 64–65

G

genotipo, 175
    pruebas, 52
glecaprevir/pibrentasvir (Mavyret), 176
glucosa en ayunas, 55
glándulas suprarrenales, 122

glóbulo blanco (WBC), 18–19, 48
glóbulos rojos (RBC), 48
gonorrea, 152, 195
grasa subcutánea, 114
grasa visceral, 114
gripe, 151–153

H

HAART. *Ver* terapia antirretroviral de gran actividad (HAART)
HBsAb. *Ver* anticuerpo de superficie de hepatitis B (HBsAb)
HBsAg. *Ver* antígeno de superficie de hepatitis B (HBsAg)
HBV. *Ver* virus de la hepatitis B (HBV)
HCV. *Ver* virus de la hepatitis C (HCV)
HDAP. *Ver* Programa de asistencia de medicamentos para el VIH (HDAP)
hematocrito, 54
hemoglobina, 54
hemograma completo (CBC), 54, 83
hepatitis A, 54, 116, 203
    vacuna, 56, 57
hepatitis B, 54, 116, 201, 203
    vacuna, 56
hepatitis C, 53, 83, 116, 174, 185
    genotipos, 175
    tratamientos pangenotípicos para, 176
    tratamientos, 176
hepatoma, 174
hepatotoxicidad, 105
HEPLISAV, 56
heroína, 185
herpes genital, 166, 196
herpes y culebrilla, 138
herpesvirus humano-8 (HHV-8), 139
HHV-8. *Ver* virus del herpes humano-8 (HHV-8)
hijo con una VIH, 168–171
hiperlipidemia, 104, 107

hipersensibilidad, 110–111
hipogonadismo, 120, 154, 155, 156
hipotiroidismo, 156
hipótesis científica, 212–213
histoplasmosis, 134
HIVAN. *Ver* nefropatía asociada al VIH (HIVAN)
hormona, 132–134
    deficiencias de, 156
HPV. *Ver* virus del papiloma humano (HPV)
HRA. *Ver* anoscopia de alta resolución (HRA)
HSRs. *Ver* reacciones de hipersensibilidad (HSRs)
HSV-2. *Ver* virus del herpes simple tipo 2 (HSV-2)
HSV. *Ver* virus del herpes simple (HSV)
huesos, 119–120
    densidad, pérdida de, 111
hígado graso, 109
hígado, 115–117
    cáncer, 174
    enfermedad, 174
    toxicidad, 105, 107

I

indinavir (*Crixivan*), 104, 105
infecciones de transmisión sexual (STI), 10–11, 33, 54–55, 194, 195–196
    clamidia, 195
    evitación de, 194
    gonorrea, 195
    sífilis, 195
infecciones fúngicas, 138
infección aguda (o primaria), 34
infección por HPV, 178
inhibidor de la proteasa potenciado, 77
inhibidores de la bomba de protones (PPI), 86
inhibidores de la integrasa, 53, 67
    efectos secundarios, 124

inhibidores de la proteasa (PI), 67, 69,
  72*t*, 104–106, 165
inhibidores de transferencia de la
  cadena de integrasa (INSTI),
  73–74*t*, 75, 79, 124
inhibidores no nucleósidos de la
  transcriptasa inversa (NNRTI),
  67, 71–72*t*, 75, 79, 85, 92–94, 95,
  106–108, 165
inhibidores nucleósidos de la
  transcriptasa inversa (NRTI), 67,
  70–71*t*, 109
inmunosupresión, 149
insomnio crónico, 124
insomnio, 182, 183
INSTI. *Ver* inhibidores de
  transferencia de la cadena de
  integrasa (INSTI)
Institutos Nacionales de Salud
  (NIH), 30, 99
insuficiencia suprarrenal, 122, 156
intensificación, 93
interferon, 174
interrupciones estructuradas del
  tratamiento, 90–91
isoniazida (INH), 136–137
isosporiasis, 149

L

lactancia, 24
lamivudina, 177
lavado de esperma, 169
leucoencefalopatía multifocal
  progresiva (PML), 141, 160
leucopenia, 11
leucoplasia vellosa oral (OHL),
  146, 147
leucovorina, 138
Ley de Atención Médica Ryan
  White, 45
Ley de Licencia Médica Familiar
  (FMLA), 8
linfadenopatía, 22
linfocitos CD8, 49

linfocitos, 48
linfogranuloma venéreo (LGV), 196
linfoma cerebral, 160
linfoma de Burkitt, 139
linfoma no Hodgkin (NHL), 139
linfoma primario del sistema nervioso
  central (PCNSL), 140
linfoma, 139
lipoatrofia, 109, 111, 113–114, 154
  causas más, 113
lipodistrofia, 111–113
lipohipertrofia, 105
Listeria, 160, 198
log (logaritmo), 51
lopinavir/ritonavir (*Kaletra*), 104
lumbar, punción, 133

M

maraviroc, 95
marca, 51
mareo, 150
marihuana, 186
mascotas, 204–207
  con diarrea, 204
mediante DEXA, 120
Medicaid, 45
medicamento contra el herpes, 196
medicamentos anticonvulsivos,
  86–87
medicamentos antirretrovirales, 60,
  53, 114, 206–207
  clases de, 63–68
  ventajas y desventajas de, 70–74*t*
medicamentos contra la
  influenza, 153
medicamentos, 52, 84–87, 94–95,
  97–99, 147, 156
  náuseas, 148–150
Medicare, 9
medicina alternativa y
  complementaria (CAM), 98–100
medicina alternativa, 87
medicina complementaria, 87
meningitis aséptica, 34

meningitis criptocócica, 126, 133–134, 160
meningitis, 126, 160
Mepron (atovacuona), 138
metanfetamina, 186
microsporidia, 149
migraña dolor de cabeza, 159
miopatía, 34
molusco contagioso, 158
mujeres, VIH, 164–165
mutaciones, 52
mutación delta, 32, 29
Mycobacterium tuberculosis, 136
médula espinal (mielitis), 135
método de activar y eliminar, 29
método "baster", 168

N

narcóticos, 86
necrosis avascular, 120
nefropatía asociada al VIH (HIVAN), 117
neumococo, 56
neumonía bacteriana, 129
neumonía por *Pneumocystis carinii* (PCP), 127–130
    síntomas, 129
    tratamiento para, 129
neumonía, 150, 153
    riesgo de, 151
neuropatía periférica, 108, 123
neuropatía, 108
nevirapina (*Viramune*), 106, 164–165
nistatina, 147
náuseas, 148–150

O

obnibulación, 76
obsesión irracional, 36
odinofagia, 147
opportunistic infections (OIs), 20, 126–127, 158
    prevenir, 137–138

OraQuick, 33
osteonecrosis, 120
osteopenia, 119–120
    diagnóstico de, 120
osteoporosis, 119
otros trastornos del sueño, 155–156

P

pancreatitis, 81
panel completo de análisis, 54
panel de lípidos, 55
pangenotípicos, 176
Papanicolaou anal, 55, 140, 179
Papanicolaou, 55, 178
    anales, 55
parejas discordantes, 191
parto, 24
parálisis de Bell, 34
pastillas anticonceptivas, 85, 165
pastillas de clotrimazol, 147
patógeno, 126
PCNSL. *Ver* linfoma primario del sistema nervioso central (PCNSL)
PCP. *Ver Pneumocystis carinii* (PCP)
peliosis hepática, 205
pentamidina, 138
período de ventana, 34
peso, 154–155
PID. *Ver* enfermedad pélvica inflamatoria (PID)
pirimetamina, 138
PIs. *Ver* inhibidores de la proteasa (PI)
plaquetas, 48
PML. *Ver* leucoencefalopatía multifocal progresiva (PML)
Pneumocystis jirovecii, 127
poder notarial duradero para la atención médica, 209
postulados de Koch, 212
PPD. *Ver* derivado proteico purificado (PPD)
PPIs. *Ver* inhibidores de la bomba de protones (PPI)

Prezista (darunavir), 95
problemas de la boca y la garganta, 146–147
    tragar, 147–148
problemas en la piel, 158
problemas médicos, 40
problemas suprarrenales, 122
proceso de prueba y error, 82
proctitis, 196
productos químicos tóxicos, 97
Profilaxis previa a la exposición (PrEP), 25, 168, 169, 194
    intermitente / a pedido, 26
profilaxis, 48
programa de asistencia de medicamentos para el sida (ADAP), 45
Programa de asistencia de medicamentos para el VIH (HDAP), 45
pronóstico, 2–4
proveedor de atención médica, 39–41
    información para realizar un seguimiento, 43
    responsabilidades de, 41–44
prueba cutánea de tuberculina (TST), 55
prueba de anticuerpos anti-CMV IgG, 135
prueba de anticuerpos contra el toxoplasma, 132
prueba de detección de cuarta generación, 32
prueba de detección de falso positivo, 33
prueba de reacción en cadena de la polimerasa (PCR), 170
prueba de tirotropina (TSH), 121
prueba de VIH indeterminada, 32
prueba de VIH negativa, 36
prueba GenoSure Archive, 92–93
prueba HLA B*5701, 86
pruebas de fenotipo, 52
pruebas de hepatitis, 54
pruebas de VIH de cuarta generación, 10
pruebas en el hogar, 33
pruebas neuropsicológicas, 161
pruebas rápidas, 33
prurigo nodularis, 158
psicoterapia, 184
psoriasis, 158–159
psyllium, 149
punción lumbar, 133
pérdida de memoria, 161, 182
pérdida de peso, 105, 150, 154–155, 182

Q

QuantiFERON-TB Gold, 55, 136
queilitis angular, 146
quimiocinas, 64

R

radiculitis, 135
radiculopatía, 135
raltegravir (*Isentress*), 95
RBCs. *Ver* glóbulos rojos (RBC)
reacciones de hipersensibilidad (HSRs), 81, 110
reconstitución inmune, 141–142
recuento de glóbulos, 54
reglas dietéticas, 199
relaciones sexuales, 4
relaciones, 4–5
    honestidad y confianza en, 190–191
replicación del VIH, 3
reservorios, 14
resfriado, 151–153
resistencia a la insulina, 105, 910, 121
resistencia cruzada, 90
resistencia, 94–95
    prueba, 5, 52–54
respirar, dificultad para, 150–151
retinitis, 135
retrovirus, 14

Reyataz (atazanavir), 167
rifabutina, 131
rifampicina, 85
rilpivirina (*Edurant, Complera, Odefsey*), 107
ritonavir (*Norvir*), 151
riñones, 117–118
    biopsia renal, 118
    función, medidas de, 83
    problemas, 118
    toxicidad, 111
RNA. *Ver* ácido ribonucleico (RNA)

S

S*almonella*, 149, 205
salud mental y consumo de sustancias
    depresión, 182–183
    riesgos de consumir drogas, 185–187
saquinavir (*Invirase*), 104
saran, 159
sarcoma de Kaposi (KS), 139–140, 141, 158
Seguridad de ingreso suplementario (SSI), 8
Seguro por discapacidad del Seguro Social (SSDI), 8
seguro
    complejidades del, 45
    plan, 40, 203
seroconversión, 32
serologías, 32
sexo, 4–5
Shingrix, 57
sida. *Ver* síndrome de inmunodeficiencia adquirida (sida)
sintomas preocupantes, 152
sinusitis, 152
SIRI. *Ver* síndrome inflamatorio de reconstitución inmune (SIRI)
sistema de salud, 44–45
sistema inmunitario celular, 126
sistema inmunitario humoral (mediado por anticuerpos), 151
sistema inmunitario, 3, 15, 203, 204, 212
    dañar, 19
sistema nervioso, 122–124, 161–162
sobrellevar, 185
sofosbuvir/velpatasvir, 176
SSDI. *Ver* Seguro por discapacidad del Seguro Social (SSDI)
Staphylococcus aureus resistente a la meticilina (MRSA), 142
STI. *Ver* infecciones de transmisión sexual (STI)
STR. *Ver* tratamiento de un comprimido (STR)
subtipos, 194
superinfección, 194
suplementos de calcio, 201
sífilis secundaria, 159
sífilis, 187, 192, 195
síndrome de Cushing, 122
síndrome de Guillain-Barré, 34
síndrome de inmunodeficiencia adquirida (sida), 17, 97, 155
    afección indicadora, 23
    causas, 212
    completamente desarrollado, 20
    contra VIH., 19–20
    cura para, 214
    epidemia, 212
    muertes, 19, 216–217
    organización de servicios, 39, 45
síndrome inflamatorio de reconstitución inmune (SIRI), 142
síndrome retroviral agudo (ARS), 22, 34–35
síntomas gastrointestinales, 106

T

tabaquismo, 150
TB. *Ver* tuberculosis (TB)
tenofovir alafenamida (TAF), 74, 118
tenofovir disoproxil fumarato (TDF), 74, 112
tenofovir, 177

teoría de la conspiración, 214
terapia antirretroviral (ART),
   2, 25, 48, 50, 51, 58, 61–63, 82,
   127, 132, 142–144, 146, 147, 148,
   161, 166, 167, 169, 177, 190, 196,
   203, 205, 212
     beneficios de, 98
     carga indetectable con, 100
     carga viral en, 168, 193
     combinación, 177
     costos, 44
     desarrollo de, 3
     efectos salvavidas de, 212
     eficaz, 191
     prevención con, 131
     recuento de CD4, 62
     respuesta a, 48
     resultado inevitable de, 94
     tratamientos, 61, 201
terapia antirretroviral combinada
   (cART), 2
terapia antirretroviral de gran
   actividad (HAART), 2
terapia combinada, 60
terapia de conversación, 184
terapia de observación directa
   (DOT), 137
terapia inmunológica, 100–101
terapia médica, forma de, 199
terapia, 184
terapia
     duración de, 151
     suspender, 90–95
testamento en vida, 209
testosterona, 120
tos, 150–151
toxicidad metabólica, 110
toxicidad, 81–82
toxoide tetánico (dT o Tdap),
   56, 57
Toxoplasma gondii, 132, 205
toxoplasmosis, 55, 132–133,
   138, 205
Toxoplasmosis, Toxoplasma, 126, 198
transaminasas, 116

transcripción inversa, 66–67
transcripción, proceso de, 14
transcriptasa inversa (RT), 14, 15
transmisión de madre a hijo, 169
transmisión sexual, 26
   del VIH, 23
trastornos gastrointestinales, 154–155
tratamiento de un comprimido
   (STR), 75
tratamiento, 60
     ventajas y desventajas de,
       70–72*t*
tratamientos de un comprimido
   coformulado, 65–66*t*
treatment, 61–63, 82–84
     de la falla, 94–95
     de los niños, 170
     enfoques "natural", 98
     interrupción, 90–91
triglicéridos, niveles, 104
trimetoprim-sulfametoxazol
   (TMP-SMX, cotrimoxazol,
   Bactrim, Septra), 119
trimetoprim-sulfametoxazol, 119,
   129, 132
trombocitopenia, 11
TST. *Ver* prueba cutánea de
   tuberculina (TST)
tuberculosis (TB), 10, 130, 136–137
     prevenir, 136–137
     prueba, 55
Twinrix, 56
tylenol, 117

U

unión de gp120, 64
úlceras aftosas, 146, 148
úlceras genitales, 166
     idiopáticas, 166

V

vacuna antimeningocócica, 58
vacuna antineumocócica, 56

ÍNDICE

vacuna contra la hepatitis B, 68
vacuna contra la influenza ("gripe"), 57
vacuna oral contra la fiebre tifoidea, 203
vacuna preventiva (vacunación), 15
vacuna terapéutica, 101
vacunas contra el COVID-19, 58
vacunas, 56–58
vaginitis por cándida, 165
vaginitis, 147–148, 165
vaginosis bacteriana, 166
valacyclovir, 138
verrugas anales, 179
verrugas genitales, 179–180
viajar, VIH, 203–204
Videx (didanosina), 108, 113, 157
VIH agudo, 50
    diagnóstico de, 35
VIH no tratado, 154
VIH sintomático, 22
VIH. *Ver* virus de la inmunodeficiencia humana (VIH)
viremia persistente de bajo nivel, 93
viriones, 60
virus de Epstein-Barr (EBV), 146
virus de la hepatitis B (HBV), 10, 174, 176–178
    coinfección, 177
    prueba de ADN, 177
virus de la hepatitis C (HCV), 10, 174–176
virus de la inmunodeficiencia humana (VIH), 2, 6, 142–144, 174
    acelera el envejecimiento, 143
    aguda, 22
    avanzada, 23
    bebés, transmisión a, 25–27
    cepas recombinantes de, 194
    ciclo de vida del, 14, 15*f*, 16
    coinfección, 177
    contra SIDA, 19–20
    cura para, 28–30
    cáncer, 139–141
    definicion de, 14
    diagnóstico, 182–183
    drogas, 84–87
    embarazada, 166–168
    epidemia, 212
    especialista, 38
    estado, 7, 190–191
    etapas del, 22–23
    hijo con, 168–169
    historia de, 17–18
    indetectable, 33, 50
    muertes, 216–217
    negacionismo, 212–213
    prevención de, 25–26
    primario, 22
    problemas ginecológicos, 165–166
    provoca de, 18–19
    prueba de laboratorio, 33
    replicación de, 2
    riesgo de, 164–165
    sistema inmunitario de, 3
    síntomas del, 22
    transmisión de, 14, 23–24
    transmisión sexual, 23
    tratamiento, 39, 216
    VIH sintomático, 22
    "segunda cepa" del, 169–170
virus de la varicela-zóster (VZV), 57, 159
    vacuna, 57
virus de R5, 64
virus del herpes simple (HSV), 126, 148, 196
virus del herpes simple tipo 2 (HSV-2), 196
virus del herpes, 135
virus del papiloma humano (HPV), 58, 140, 166, 178
    infección, 196
    vacuna, 56
virus en estado natural, 60
virus JC, 161
virus, definición de, 2
vitaminas o suplementos, 200–201

vivir con VIH
    alcohol, 201–202
    alimentos y agua, 198–200
    directivas anticipadas, 208–210
    ejercicio, 206–208
    mascotas, 204–206
    viajar, 203–204
    vitaminas/suplementos, 200–201
VZV. *Ver* virus de la varicela-zóster (VZV)
vías respiratorias reactivas, 150

W

WBC. *Ver* glóbulos blancos (WBC)

Z

zidovudina (AZT), 83, 95, 108, 113, 148, 157, 160
Zostavax, 57